Luisa Maria Ribeaúx Hernández

Protocolo de Atención de Enfermería

Luisa Maria Ribeaúx Hernández

Protocolo de Atención de Enfermería

Una propuesta para evaluar el comportamiento
de la amenaza de parto pre término

Editorial Académica Española

Imprint
Any brand names and product names mentioned in this book are subject to trademark, brand or patent protection and are trademarks or registered trademarks of their respective holders. The use of brand names, product names, common names, trade names, product descriptions etc. even without a particular marking in this work is in no way to be construed to mean that such names may be regarded as unrestricted in respect of trademark and brand protection legislation and could thus be used by anyone.

Cover image: www.ingimage.com

Publisher:
Editorial Académica Española
is a trademark of
Dodo Books Indian Ocean Ltd. and OmniScriptum S.R.L publishing group

120 High Road, East Finchley, London, N2 9ED, United Kingdom
Str. Armeneasca 28/1, office 1, Chisinau MD-2012, Republic of Moldova, Europe
Printed at: see last page
ISBN: 978-613-9-41113-9

PROTOCOLO DE ATENCIÓN DE ENFERMERÍA

UNA PROPUESTA PARA EVALUAR EL COMPORTAMIENTO DE LA
AMENAZA DE PARTO PRETÉRMINO.

LUISA MARÍA RIBEAUX HERNÁNDEZ

2024

A mi Madre, por su resuelto apoyo en los momentos más difíciles.

Al profesor Dr. Juan Carlos Martínez quién fue guía: en mi superación profesional y aportó con sus conocimientos al logro de indicadores materno infantil satisfactorios en nuestra unidad.

A mi padre, por su preocupación, confianza y apoyo incondicional.

A la Master Ada Núñez Galán quien ha sido guía en mi superación profesional, por sus conocimientos y su ayuda incondicional durante la realización de esta investigación

A los profesores Abelardo Toirac Lamarque y José Antonio Casas, por su entrega y dedicación permanente, al logro de excelentes indicadores de nuestro centro.

Lic. Luisa María Ribeaux Hernández

A todas aquellas personas, que de una forma y otra han hecho posible la culminación de esta investigación, a todos pues, mi eterno agradecimiento.

Luisa María Ribeaux Hernández

Resumen

La enfermera consta de un sistema totalmente compensador en el cual brinda y maneja la atención, hace juicios y toma decisiones sobre el cuidado del paciente. Ello puede constatarse en el modo de actuación y las ampliaciones de las funciones de este profesional. Se realizó una investigación descriptiva, prospectiva y transversal con el objetivo de evaluar el comportamiento de la amenaza de parto pretérmino y diseñar un protocolo de atención de enfermería en el servicio de Cuidados Maternos Perinatales en el Hospital Materno Norte "Tamara Bunke Bider" de Santiago de Cuba, el estudio fue realizado en 210 pacientes, que ingresaron en el servicio en este período, con este diagnóstico, evaluando la respuestas del paciente luego del procedimiento. Las observaciones en las notas de enfermería y las acciones independientes, dependientes e interdependientes, permitieron validar la eficacia de las intervenciones y la satisfacción de pacientes y prestadores de servicios. El procedimiento logrará la implementación de un protocolo de atención de enfermería y el diseño de los instrumentos a fines de su evaluación para lograr el término de la gestación obteniéndose así un recién nacido vivo, sano y sin complicaciones.

ÍNDICE

INTRODUCCIÓN

El principal objetivo de la comunidad es promover la salud y el desarrollo normal y completo del individuo. Una nueva concepción perinatológica de la obstetricia contemporánea impone distintos enfoques buscando mejorar la calidad de vida de los infantes.

Todos los años nacen en el mundo alrededor de 13 millones de niños prematuros. La mayor parte de esos nacimientos ocurren en países en desarrollo y contribuyen la proporción más extensa de la morbilidad y la mortalidad perinatales que se registran anualmente en todo el mundo.[1]

En los registros del Sistema de Salud Pública de la Ciudad de Rosario, Argentina, la cifra correspondiente a nacimientos pre término (definidos como los que ocurren antes de la 37 semana de la gestación) ha llegado hasta 78 %. La información originada en países industrializados revela valores similares, con nacimientos pre término que contribuyen de 69 a 83% de las muertes neonatales. Gran parte de la morbilidad perinatal grave también se asocia con esos nacimientos. En los nacidos pre término son mucho más frecuentes el síndrome de dificultad respiratoria, la enterocolitis necrotizante, la hemorragia intraventricular y discapacidades de largo plazo como la parálisis cerebral, la ceguera y la pérdida de la audición. [2, 3]

La prematurez ha sido una patología a la cual el obstetra y pediatra se han enfrentado durante años, ha sido poco el terreno ganado, inclusive en los países desarrollados es la primera causa de muerte perinatal. Son grandes los esfuerzos que se realizan en materia de investigación y asistencia.[2] Es inherente a la prematurez la alta morbilidad y las consecuencias de un alto riesgo de incapacidades derivadas de secuelas neurológicas, nutricionales, trastornos de aprendizaje o fenómenos de un estimativo pobre por parte de la familia y de la sociedad.[3]

Con el tiempo se le ha ido dando cada vez más importancia en la patogénesis a los factores infecciosos. Entre ellas tenemos las infecciones del tracto urinario, la cual es la complicación infecciosa más frecuente durante el embarazo, su incidencia fluctúa entre 3 y 12%, las modificaciones anatómicas y fisiológicas parecen predisponer a esta alta frecuencia.[3]

La etiopatogenia permanece desconocida, se ha avanzado en algunos aspectos, han referido problemas de placentación, infecciones, inmunológicos, uterinos, maternos, trauma, cirugía, anomalías fetales, y condiciones idiopáticas. Clínicamente se asocian a edad materna extrema, carencias socioeconómicas, antecedentes de hipertensión, antecedente de prematurez, rotura prematura de membranas, restricción de crecimiento fetal, hábitos tóxicos , drogas, desnutrición, enfermedades maternas hipertensivas, pre-eclampsia, infecciones maternas, multigestación, fertilización asistida e, intervencionismo, etc.[2] Recientemente, el papel del feto en la iniciación del parto se ha reconocido, de una manera simplista, se plantea que el feto al reconocer que su medio ambiente se ha hecho hostil precipita el parto.[3]

La incidencia del parto prematuro permanece estable en diversas regiones del mundo entre 5 y 12% inclusive en algunos tienen tendencia al incremento. Énfasis existe en los países latinoamericanos, donde de manera general hay un impacto negativo en el sector salud por las condiciones socioeconómicas actuales y políticas sanitarias deficientes. La influencia de factores infecciosos se hace cada vez más presente. Inclusive se ha estado utilizando antibióticos para detener la amenaza de parto prematuro. Aproximadamente, un 40% de los partos prematuros son por causas infecciosas.[4]

Por otra parte, el nacimiento pre término se relaciona con gastos importantes de salud pública. En los países industrializados, la mayoría de los niños con bajo peso al nacer suelen ser pre término. En un estudio llevado a cabo en los Estados Unidos de América se estimó que los gastos adicionales en salud, educación y cuidados generales de niños de 15 años o menos que habían tenido bajo peso al nacer ascendieron a alrededor de $6 000 millones en 2008. Entre los nacidos con un peso menor de 1 500 gramos, que constituyen cerca de 1% de todos los nacimientos, el costo de la atención médica de cada niño durante el primer año de vida fue de $60 000 en promedio.[5]

Desde el triunfo de la Revolución se comienzan a materializar por nuestra organización de salud actividades crecientes en número y calidad dirigidas a la promoción, prevención y protección de la salud de la madre y el niño, que fueron dando sus frutos con evidentes logros que se manifestaron en la mayoría de los indicadores, entre ellos la reducción en las tasas de Mortalidad Perinatal I y Mortalidad Infantil.[6]

La obra de la Revolución en la Salud Pública Cubana ha priorizado siempre a los grupos poblacionales de riesgos, así han sido destacadas las acciones sociales y de salud en relación con la mujer y los niños. Los principales logros obtenidos en los indicadores que reflejan el estado de salud materno infantil en Cuba están implícitos en la mayoría de las acciones sociales, culturales y de desarrollo económico, dentro de una voluntad política y la no discriminación de mujeres y niños, quienes gozan de ventajas y programas de educación, cultura y otros dentro de la sociedad y que incrementan integralmente el estado materno infantil saludable.[7]

En Cuba uno de los objetivos del Sistema Nacional de Salud es alcanzar la excelencia de la atención a la madre y el niño a través de acciones de promoción, prevención y recuperación esto lo realiza a través del programa de Atención Materno Infantil como estrategia de salud con el objetivo de disminuir los Indicadores de Morbilidad y Mortalidad en nuestro país.[8, 9]

El sistema de salud requiere que todos los responsables en la atención de la población, se involucren con las acciones destinadas a mejorar la calidad del servicio en los diversos ámbitos. La calidad tiene un valor tan importante como la salud; es por ello que el personal de enfermería, como miembro del equipo de salud, debe desarrollar una cultura de calidad e incorporarse a los programas con una actitud proactiva.[10]

A nivel internacional, existe una corriente de crear nuevas estrategias que permitan garantizar la seguridad del paciente, así como que se pueda evidenciar la calidad de atención que se brindan y facilitar así, la creación de indicadores de evaluación. Las intervenciones seguras que de ellos se derivan, tienen la capacidad de producir un impacto positivo sobre la mortalidad, morbilidad, incapacidad y complicaciones en los usuarios, así como determinar la garantía de la calidad del cuidado.[10]

En este sentido, desde Florence Nightingale, hasta la actualidad, la enfermería siempre ha mostrado disposición y compromiso con la seguridad del paciente y mejorar de manera continua los procesos de atención que brinda. Es justamente ella quien, en sus Notas de Enfermería, decía más adelante: "Todos los resultados de unos buenos cuidados de enfermería pueden ser negativizados por un defecto, por no conocer cómo lograr lo que se hace cuando una está allí, se haga cuando una no esté" este señalamiento puede reconocerse el principio de la idea del Plan de Cuidados en Enfermería.[11]

La enfermería como profesión forma parte de los servicios de salud, desempeñando un rol muy importante en el cuidado del paciente, involucrándose en la realidad socio sanitaria de nuestro país y coordinando esfuerzos con el resto del equipo de salud en el cumplimiento de objetivos institucionales del sector salud y en el marco de la calidad de la atención y de los lineamientos que regulan el ejercicio profesional.[12]

La enfermera consta de un sistema totalmente compensador en el cual brinda y maneja la atención, hace juicios y toma decisiones sobre el cuidado del paciente. Ello puede constatarse en el modo de actuación y las ampliaciones de las funciones de este profesional. Para el personal de enfermería, dado por su objetivo profesional, constituye una herramienta de indudable valor, la implementación de protocolo de atención y el diseño de los instrumentos a fines de su evaluación para lograr el término de la gestación obteniéndose así un recién nacido vivo, sano y sin complicaciones. [13]

La enfermería ha evolucionado de forma vertiginosa y espectacular como disciplina científica aceptándose por los propios profesionales de la enfermería y por otros que contribuyen a su labor, esta profesión posee dos dimensiones: ciencia y aplicación de los descubrimientos científicos de los sistemas de cuidado, o lo que es lo mismo, la práctica de enfermería y su desarrollo científico técnico, esto ha posibilitado obtener niveles superiores de competencia y desempeño que abordan los problemas de salud y la satisfacción de las necesidades humanas. [14]

Hemos sido capaces de emplear científicamente métodos e investigaciones que han convertido en nuestros tiempos a la enfermería en una profesión de alto nivel científico que nuestro personal sea capaz por si solo de identificar los problemas, categorizar los datos positivos y negativos, y de ahí, establecer prioridades, hacer diagnósticos de enfermería, trazar objetivos y expectativas ejecutar acciones independientes, valorando la respuesta del paciente para llamar a estas características hechas, Proceso de Atención de Enfermería (en lo adelante PAE), como método científico rector de la actividad profesional.[15]

La profesión de enfermería se ha ido adaptando a satisfacer las necesidades y expectativas cambiantes en los diferentes servicios asistenciales, en los tres niveles de atención. Ello puede constatarse en las ampliaciones de las funciones de este profesional. El desarrollo de la medicina preventiva en la atención ginecobstétrica, unido a los sustanciales cambios técnicos y organizativos para mejorar la calidad de la asistencia al binomio madre-hijo, han obligado a buscar formas dinámicas que favorezcan el desempeño del equipo de salud, entre las cuales figura la temprana detección de factores de riesgo en las gestantes con amenaza de parto pre término, tanto en las ingresadas en el hospital o su domicilio como las que no han requerido esta indicación médica imprescindible.[12]

En nuestra unidad la incidencia de partos pre términos desde el 2015 hasta el 2020 se ha comportado de la siguiente manera:

- El Hospital Materno Norte "Tamara Bunke Bider", es un centro hospitalario donde se atienden aproximadamente el 75% de los recién nacidos bajo peso con excelentes resultados en la Mortalidad Infantil (1 .2 por cada 1000 nacidos vivos).[16]

- En el año 2020 el índice de prematuridad fue de 8.1% y recién nacidos bajo peso un total de 252, por lo tanto, se impone entonces, la implementación de un protocolo de atención de Enfermería en gestantes con amenaza de parto pre término como premisa indispensable para lograr un desempeño profesional eficiente, en el servicio de Cuidados Maternos Perinatales (en lo adelante CMP). De ahí la motivación para la realización de esta investigación.

PLANTEAMIENTO DEL PROBLEMA

El sistema de salud pública aspira a la formación de profesionales competentes en el desempeño de sus funciones, capaces de enfrentar con éxito todas las demandas en el contexto actual cubano, la amenaza de parto pre término constituye un problema en nuestra provincia, la evolución satisfactoria de estas gestantes está muy relacionada con los cuidados de enfermería que se llevan a cabo y se debe lograr que el embarazo se prolongue hasta el término obteniéndose un recién nacido sano, con buen peso y sin complicaciones. De esta manera la implementación de un Protocolo de Atención de Enfermería constituye una problemática vigente en el ámbito de la formación de los profesionales que se desempeñan en el servicio de Cuidados Maternos Perinatales.

HIPÓTESIS

La implementación de un protocolo de atención de enfermería en gestantes con amenaza de parto pre término en el servicio de Cuidados Maternos Perinatales, permitirá que se tracen estrategias para brindar un mejor servicio que satisfaga al trabajador en su desempeño y al paciente con los cuidados recibido.

OBJETIVO GENERAL

Evaluar el comportamiento de la amenaza de parto pre término en el servicio de Cuidados Maternos Perinatales en el Hospital Materno Norte "Tamara Bunke Bider" de Santiago de Cuba, durante el año 2020.

OBJETIVOS ESPECÍFICOS

Diseñar un protocolo de atención de Enfermería en las gestantes diagnosticadas con amenaza de parto pre término.

MARCO TEÓRICO

1. ¿En qué momento del embarazo nace la mayoría de los bebés prematuros?

El nacimiento prematuro es un problema de salud serio. Los bebés prematuros corren un riesgo mayor de tener complicaciones de salud al nacer, como problemas respiratorios, e incluso de morir. En la mayoría de los casos, estos bebés requieren atención especial en una unidad de cuidados intensivos neonatal, con personal médico y equipos especializados capaces de tratar los diferentes problemas a los que están expuestos.[17]

Los bebés prematuros también tienen un riesgo más alto de padecer incapacidades permanentes, como retraso mental, problemas de aprendizaje y de conducta, parálisis cerebral, problemas pulmonares y pérdida de la visión y la audición. Estudios recientes sugieren que los bebés prematuros podrían tener un riesgo mayor de desarrollar síntomas asociados con autismo (problemas sociales, de conducta y del habla).[9, 17]

Los estudios sugieren también que los bebés muy prematuros podrían tener un riesgo mayor de padecer ciertos problemas de salud en la adultez, como diabetes, alta presión arterial y enfermedad cardiaca. Más del 70 por ciento de los bebés prematuros nace entre las 34 y las 36 semanas de gestación. En estos casos se habla de nacimientos prematuros casi a término. Estos bebés representan la mayor parte del aumento en el índice de nacimientos prematuros en los Estados Unidos. Un estudio realizado en 2008 comprobó que las cesáreas representan prácticamente la totalidad del aumento en los nacimientos prematuros de un solo bebé en los Estados Unidos y que este grupo registró el mayor aumento en partos por cesárea.[5, 17]

Cerca del 12 por ciento de los bebés prematuros nace entre las semanas 32 y 33 de gestación, aproximadamente el 10 por ciento entre las semanas 28 y 31 y cerca del seis por ciento antes de cumplidas las 28 semanas de gestación.[2, 17] Todos los bebés prematuros corren el riesgo de tener problemas de salud, pero cuanto más prematuros son, más alto es el riesgo de padecer complicaciones serias.[17]

Por lo general, los bebés nacidos antes de las 32 semanas de gestación son muy pequeños y sus órganos se encuentran menos desarrollados que los de los bebés nacidos después. Afortunadamente, los avances en la obstetricia y la neonatología, la rama de la pediatría que se ocupa de los recién nacidos, han mejorado las probabilidades de supervivencia incluso para los bebés más pequeños.

1.1. ¿Cuáles son las causas de los nacimientos prematuros?

La mayoría de los nacimientos prematuros se debe a un parto prematuro espontáneo o como consecuencia de la rotura prematura de las membranas, cuando el saco que se encuentra dentro del útero y que contiene al bebé se rompe antes de tiempo. Se llama parto prematuro al parto que comienza antes de cumplidas las 37 semanas de gestación. No se conocen a ciencia cierta las causas del parto prematuro o de la rotura prematura de las membranas pero las últimas investigaciones sugieren que en muchos casos obedecen a la respuesta natural del organismo a ciertas infecciones, como aquellas que afectan al líquido amniótico y las membranas fetales.

Sin embargo, en aproximadamente la mitad de los nacimientos prematuros, los médicos no pueden determinar la razón que provoca un parto prematuro en la mujer.[18] Aproximadamente el 25 % de los nacimientos prematuros tiene lugar cuando el médico induce el parto antes de término o cuando se realiza un parto por cesárea debido a complicaciones en el embarazo o a problemas de salud de la madre o el feto.

En muchos de estos casos, el parto prematuro es probablemente la opción más segura para la madre y el bebé. No obstante, lo que preocupa a March of Dimes es que algunos partos prematuros tienen lugar sin una justificación médica adecuada o se realizan a pedido de la madre. En algunos casos, esto puede llevar a un nacimiento prematuro casi a término con riesgos potenciales para el bebé. Se recomienda a las mujeres esperar al menos 39 semanas para programar un parto inducido o una cesárea, a menos que existan problemas médicos que requieran adelantar el parto.[19]

1.2. ¿Qué mujeres tienen un riesgo mayor de tener un parto prematuro?

Cualquier mujer puede tener un parto prematuro pero existen algunas que corren un riesgo mayor. Los investigadores han identificado algunos factores de riesgo pero los médicos aún no han podido determinar qué mujeres están más expuestas.[20]

- Existen tres grupos de mujeres con un riesgo mayor de tener un parto prematuro:
  - ✓ Mujeres que ya han tenido un parto prematuro
  - ✓ Mujeres que esperan mellizos, trillizos o más bebés
  - ✓ Mujeres con ciertas anomalías en el útero o en el cuello del útero

- Ciertos factores relacionados con el estilo de vida pueden poner a una mujer en mayor riesgo de tener un parto prematuro, como por ejemplo:
  - ✓ Falta de cuidados prenatales o comenzar los cuidados prenatales demasiado tarde
  - ✓ Fumar
  - ✓ Beber alcohol
  - ✓ Consumo de drogas ilícitas
  - ✓ Exposición al medicamento dietilestilbestrol (DES)
  - ✓ Violencia doméstica (incluido el abuso físico, sexual y emocional)
  - ✓ Falta de apoyo social
  - ✓ Niveles excesivos de estrés
  - ✓ Trabajar muchas horas permaneciendo de pie demasiado tiempo seguido
  - ✓ Exposición a ciertos contaminantes del ambiente

- Ciertos trastornos médicos durante el embarazo también pueden aumentar la probabilidad de que una mujer tenga un parto prematuro como, por ejemplo:
  - ✓ Infecciones (incluidas infecciones del tracto urinario, vaginales, transmitidas sexualmente y otras infecciones)
  - ✓ Alta presión arterial y preeclampsia
  - ✓ Diabetes
  - ✓ Trastornos de coagulación (trombofilia)
  - ✓ Bajo peso antes del embarazo
  - ✓ Obesidad
  - ✓ Períodos cortos entre embarazos (un estudió comprobó que esperar menos de 18 meses entre un nacimiento y el comienzo del siguiente embarazo aumenta el riesgo de parto prematuro, aunque el mayor riesgo se da cuando pasan menos de seis meses.[20] Se recomienda a las mujeres consultar a su médico para determinar cuánto tiempo le conviene esperar en cada caso).
  - ✓ Estar embarazada con un sólo bebé después de una fertilización in vitro
  - ✓ Defectos congénitos en el bebé
  - ✓ Sangrado vaginal.
- Hay algunos factores demográficos que también aumentan el riesgo de parto prematuro:
  - ✓ Madre de raza negra no hispana
  - ✓ Madre tiene menos de 17 años o más de 35
  - ✓ Nivel socioeconómico bajo.

Aunque la mujer tenga uno o más de estos factores de riesgo, no significa que vaya a tener un parto prematuro. No obstante, se recomienda a todas las mujeres aprender cuáles son las señales del parto prematuro y qué deben hacer en cada caso.

1.4. ¿Qué complicaciones médicas son comunes en los bebés prematuros?

- Hay una serie de complicaciones que son más comunes en los bebés prematuros que en los bebés nacidos a término:

Síndrome de dificultad respiratoria (en lo adelante SDR): Cerca de 23,000 bebés al año, la mayoría de ellos nacidos antes de las 34 semanas de gestación padecen este problema respiratorio. Los bebés con SDR carecen de una proteína llamada surfactante que impide que los pequeños sacos de aire que hay en los pulmones se colapsen. El tratamiento con surfactante ayuda a los bebés a respirar con más facilidad. Desde que fue introducido en 1990, las muertes a causa de este síndrome han disminuido en aproximadamente la mitad.[20, 21]

El médico puede sospechar que el bebé tiene SDR cuando nota que hace esfuerzo al respirar. A menudo, el diagnóstico puede confirmarse mediante una radiografía de los pulmones y análisis de sangre. Además del tratamiento con surfactante, los bebés con este síndrome pueden necesitar oxígeno adicional y asistencia respiratoria mecárica para mantener dilatados los pulmones.

Es posible que necesiten usar un respirador o que deban recibir un tratamiento conocido como presión positiva continua en las vías respiratorias (en lo adelante PPCV), un método que consiste en aplicar aire presurizado a los pulmones del bebé a través de pequeños tubos que se colocan en la nariz del bebé, o a través de un tubo que se le inserta en la tráquea. La PPCV ayuda al bebé a respirar, pero no respira por él. Los bebés más enfermos pueden necesitar la ayuda de un respirador que respire por ellos mientras sus pulmones maduran.[21]

- **Apnea.**

A veces, los bebés prematuros dejan de respirar durante 20 segundos o más. Esta interrupción en la respiración se denomina apnea y puede ir acompañada de una reducción en el ritmo cardíaco. Los bebés prematuros están bajo observación constante para detectar cualquier caso de apnea. Si el bebé deja de respirar, el personal de enfermería lo estimulará dándole palmaditas o tocándole las plantas de los pies.[21]

- **Hemorragia intraventricular (HIV).**

Las hemorragias cerebrales son comunes en algunos bebés prematuros, en particular aquellos nacidos antes de las 32 semanas de gestación. Normalmente, estas hemorragias se producen durante los primeros tres días de vida y, por lo general, pueden diagnosticarse mediante un ultrasonido. Casi todas las hemorragias cerebrales son leves y se resuelven solas, provocando pocas o ninguna consecuencia permanente.

Las hemorragias más graves pueden afectar la sustancia del cerebro o hacer que los ventrículos cerebrales (unas cavidades del cerebro que están llenas de líquido) se dilaten rápidamente y aumenten la presión sobre él, lo cual puede producir daño cerebral (como parálisis cerebral o problemas de aprendizaje y conducta). Cuando el líquido permanece en los ventrículos, los neurocirujanos suelen introducir un tubo en el cerebro para drenar el líquido y reducir el riesgo de daño cerebral.

- **Conducto arterial patente (en lo adelante CAP).**

El conducto arterial patente es un problema cardíaco comúnmente observado en los bebés prematuros. Antes del nacimiento, una arteria grande llamada ductus arteriosos o conducto arterial hace que la sangre se desvíe y no pase por los pulmones ya que el feto recibe el oxígeno que necesita a través de la placenta. Normalmente, el conducto arterial se cierra poco después del nacimiento para que la sangre pueda circular hacia los pulmones y absorber oxígeno.[22]

Cuando el conducto arterial no se cierra adecuadamente, puede llevar a insuficiencia cardíaca. El CAP puede diagnosticarse mediante un tipo especial de ultrasonido conocido como ecocardiografía o con otras pruebas por imágenes. Los bebés con CAP se tratan con un medicamento que ayuda a cerrar el conducto arterial, aunque puede requerirse cirugía si el medicamento no resulta eficaz.

- **Enterocolitis necrotizante (en lo adelante ECN).**

Algunos bebés prematuros desarrollan este problema intestinal potencialmente peligroso de dos a tres semanas después del nacimiento, que puede llevar a dificultades de alimentación, hinchazón abdominal y otras complicaciones. La ECN puede diagnosticarse mediante análisis de sangre y pruebas por imágenes, como radiografías. Los bebés afectados se tratan con antibióticos y se alimentan por vía intravenosa mientras su intestino se cura. En algunos casos, es necesario realizar una cirugía para extirpar secciones lesionadas del intestino. [22]

- **Retinopatía de la premadurez (en lo adelante RDP).**

La retinopatía de la premadurez es un crecimiento anormal de los vasos sanguíneos del ojo que puede llevar a la pérdida de la visión y se produce principalmente en los bebés nacidos antes de las 32 semanas de gestación. La RDP puede diagnosticarse mediante un examen oftalmológico varias semanas después del nacimiento. La mayoría de los casos son leves y los ojos se curan solos con poca o ninguna pérdida de la visión. En los casos más graves, el oftalmólogo puede tratar los vasos anormales con láser o con crioterapia (congelamiento) para proteger la retina y preservar la visión.

- **Ictericia.**

Los bebés prematuros tienen más probabilidades que los bebés nacidos a término de desarrollar ictericia ya que sus hígados no se encuentran lo suficientemente maduros para eliminar un producto de desecho llamado bilirrubina de la sangre. Los bebés con ictericia se caracterizan por tener un color amarillento en la piel y en los ojos. La ictericia suele ser leve y, por lo general, no es perjudicial. No obstante, si la concentración de bilirrubina es muy elevada puede causar daño cerebral.[22, 23]

A través de análisis de sangre se puede comprobar si las concentraciones de bilirrubina son muy altas y, en ese caso, se puede tratar al bebé con luces especiales (fototerapia) que ayudan a su organismo a eliminar la bilirrubina y, de esa forma, evitar el daño cerebral. Ocasionalmente, si los niveles de bilirrubina aumentan demasiado, el bebé puede necesitar un tipo de transfusión de sangre especial.

- **Anemia.**

Los bebés prematuros a menudo son anémicos, lo cual significa que no tienen suficientes glóbulos rojos. Normalmente, el bebé almacena hierro durante los últimos meses de gestación y lo utiliza hacia el final del embarazo y después del nacimiento para producir glóbulos rojos. Los bebés prematuros pueden no haber tenido suficiente tiempo para almacenar hierro. Si el bebé es anémico, suele desarrollar problemas de alimentación y crecer más lentamente. La anemia también puede agravar los problemas cardíacos o de respiración. Estos bebés pueden tratarse con suplementos dietéticos de hierro, medicamentos que aumentan la producción de glóbulos rojos, o con transfusiones de sangre.[23]

- **Enfermedad pulmonar crónica o displasia broncopulmonar (en lo adelante DBP).**

La enfermedad pulmonar crónica afecta principalmente a los bebés prematuros que requieren tratamiento permanente con oxígeno suplementario. El riesgo de esta enfermedad aumenta en los bebés que siguen necesitando oxígeno 36 semanas después de su concepción (es decir, cuando las semanas de embarazo más las semanas después de su nacimiento superan las 36 semanas).

Estos bebés acumulan líquido en los pulmones y sufren cicatrices y lesiones pulmonares que pueden observarse mediante radiografías. Los bebés afectados se tratan con oxígeno y medicamentos que facilitan la respiración. En algunos casos, requieren asistencia de un respirador, cuyo uso se va interrumpiendo gradualmente. Por lo general, sus pulmones se curan durante los dos primeros años de vida, aunque muchos niños con DBP desarrollan una enfermedad pulmonar crónica similar al asma.

- **Infecciones.**

Los bebés prematuros tienen sistemas inmunológicos inmaduros incapaces de combatir de manera eficiente las bacterias, los virus y otros organismos que pueden causar infecciones. Algunas de las infecciones graves normalmente observadas en los bebés prematuros incluyen, entre otras, neumonía (infección pulmonar), sepsis (infección de la sangre) y meningitis (infección de las membranas que rodean el cerebro).

1.5 Profilaxis

El parto pre término sigue constituyendo el "gran problema" para obstetras y neonatólogos, tanto por las dificultades relacionadas con la fisiología, patología y atención de los nacidos pre término como por el pronóstico a largo plazo de estos niños. Una gran incertidumbre se centra con relación al desarrollo posterior de estos niños. Psiquiatras y psicólogos infantiles, en numerosos estudios realizados, han reportado cifras tan alarmantes como un 60 % de prematuros con daño cerebral de mayor o menor intensidad, por lo que cada día se centra más la atención sobre las posibilidades de la profilaxis del parto pretérmino.[22, 23]

La profilaxis del parto pre término no es fácil, dado el desconocimiento de muchos de los factores que están relacionados con ella, así como de las causas que desencadenan el parto. Sin embargo, la profilaxis del parto pre término constituye una necesidad, no sólo por la alta mortalidad hallada en los nacidos pre término, sino también por las secuelas a largo plazo encontradas en estudios de seguimiento realizados en éstos.

En los nacimientos antes del término (gestaciones de 258 días o menos), la mortalidad perinatal es 33 veces mayor que la observada en los nacimientos a término. Sin embargo, con el objetivo de reducir la frecuencia del parto pre término, deben agotarse los medios para detectar aquellas causas evidentes, con el fin de prolongar el embarazo hasta que las posibilidades de supervivencia del niño hayan aumentado sin comprometer el bienestar de la madre y esto, aunque constituye esencialmente un problema obstétrico, incumbe a todos aquellos que tienen la responsabilidad del niño pre término después de su nacimiento.

Las complicaciones maternas durante el embarazo han disminuido drásticamente en los últimos años. Mejores cuidados prenatales favorecen el crecimiento y desarrollo normal del niño, sobre todo cuando la madre es saludable o cuando se eliminan deficiencias maternas, corrigiendo aquellas susceptibles de tratamiento. Los patrones de cuidados prenatales evolucionan constantemente y no pueden ser iguales para todas las gestantes.

Entonces, ¿hasta qué punto una adecuada atención prenatal pudiera disminuir los índices de parto pre término? Mucho se ha discutido sobre este punto; mientras algunos le dan una importancia relativa, otros consideran que las mujeres identificadas como de alto riesgo demandan una mayor y más cuidadosa atención médica si se quiere disminuir la incidencia de parto pretérmino.[22, 23]

Bruns y Cooper reportan una reducción de la incidencia del parto pre término entre grupos seleccionados de alto riesgo mediante una intensificación de los cuidados prenatales. Griswold considera que mejorando la atención prenatal se disminuye la tasa de parto pre término al evitarse muchas complicaciones, entre ellas, la Preeclampsia. Según Mc Gregor, el tratamiento de la anemia debe aumentar el promedio de peso del recién nacido.

Donnelly considera que no hay evidencias ciertas de que el cuidado prenatal reduzca considerablemente la incidencia de parto pre término, aunque mejora el pronóstico de pre término; por lo tanto, es necesario desarrollar constantemente nuevos métodos de evaluar los cuidados prenatales.

Terris no encuentra una relación exacta entre el parto pre término y los cuidados prenatales, haciendo referencia a los trabajos de Eastman que señaló que las diferencias encontradas por él en la atención prenatal de madres con pre término y madres con niños a término podrían no ser debidas a la atención prenatal.

Crosse, en su libro "Pre-Term Baby", refiere que el peso inferior a 2.500 g puede ser debido a un embarazo abortado, a un retardo en el crecimiento o a una combinación de ambos factores. El parto pre término, condición de etiología multifactorial que se produce entre las 22 y 36.6 semanas de edad gestacional, constituye un problema de salud a nivel mundial que alcanza una frecuencia entre 4 y 9 % y contribuye a aproximadamente 75 % de la mortalidad perinatal. 23 El mismo repercute sobre la morbilidad y mortalidad materna y, además, sobre la calidad de vida de los niños sobrevivientes. Todo ello justifica trabajar en interés de modificar las causas que conducen al mismo e intentar la inhibición del trabajo de parto pre término cuando no esté contraindicada.

Profilaxis preconcepcional: En relación con la profilaxis de la prematuridad adquieren especial interés los aspectos siguientes:[24]

✓ Educación sexual para evitar la gestación precoz
✓ Disminuir, en lo posible, el aborto voluntario
✓ Lucha contra el tabaquismo
✓ Tratamiento de las infecciones cervicovaginales

Profilaxis prenatal

✓ Identificar las gestantes con factores de riesgo de prematuridad.
✓ Se realizará estudio clínico y ultrasonográfico del cuello uterino según el algoritmo más abajo descrito.

Las gestantes se clasifican en correspondencia con el pronóstico para el parto pretérmino en cuatro grupos aplicándose algoritmo de seguimiento individual para cada una de estas gestantes.[25]

Clasificación de las gestantes según pronóstico del parto:

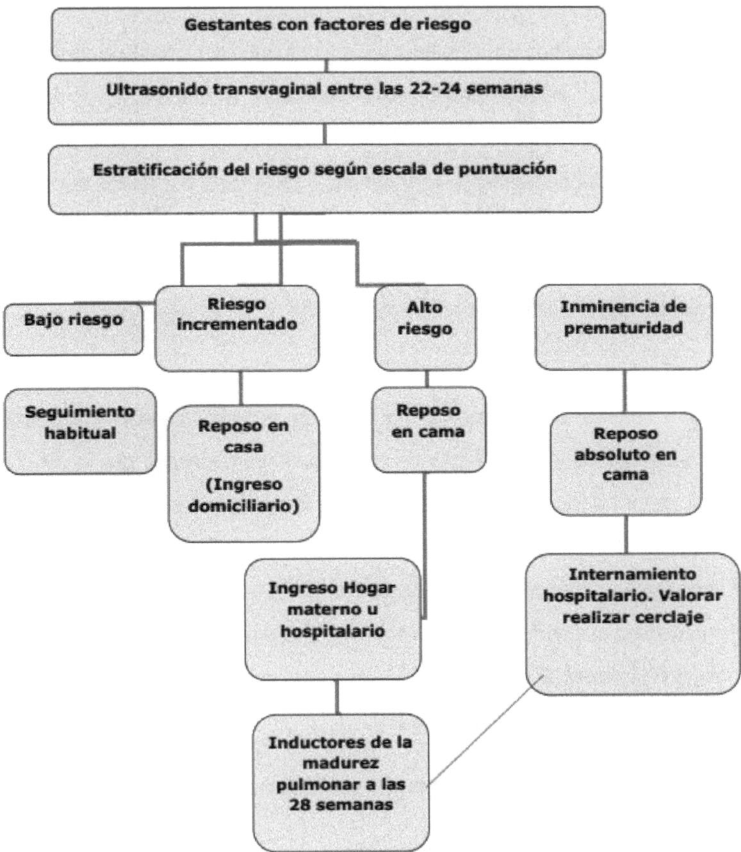

1.6 Evaluación del riesgo de prematuridad por incompetencia cervical:

La incompetencia cervical es un cuadro clínico obstétrico, al cual se le atribuye el papel de provocar abortos tardíos y partos inmaduros y prematuros. Consiste en la capacidad del esfínter cervical interno uterino, para mantener el embarazo, el que cede progresivamente a la fuerza de gravedad y a la presión hidrostática de la bolsa amniótica. Su causa generalmente es traumática, provocada por partos por periodos expulsivos prolongados, macrosomía fetal o por abortos precedidos de dilatación cervical, raramente es atribuido a un origen congénito. La incidencia de incompetencia cervical es de 2 a 3 %.del total de embarazos.[26]

El tratamiento de la incompetencia cervical, cuando es diagnosticada oportunamente, es sencillo y consiste en un procedimiento quirúrgico denominado cerclaje cervical, realizado entre las 12 y 14 semanas de gestación.[27] Es necesario que en el control prenatal se determinen los factores de riesgo, en forma oportuna , a fin de llegar a un diagnóstico certero, valiéndose de todos los medios disponibles, en donde juega un papel importante el conocimiento que posea el personal de enfermería, pues podrá identificar al grupo que pertenece la gestante según la propuesta de la Dra Gladys Cruz Laguna según las características cervicales, lo cual le permitirá tomar acciones en aras de contribuir a la seguridad del paciente.[25-27]

La evaluación del riesgo de prematuridad por incompetencia cervical:

Se realizará sobre la base de la puntuación propuesta por la Dra. C Gladys Cruz Laguna y que aparece a continuación: [25-27]

A) Características cervicales

Longitud cervical	30 mm y más	Es la medición del canal cervical entre los orificios interno y externo
	29 - 25 mm	
	24 - 21 mm	
	20 - 16 mm	
	15 mm y menos	
Permeabilidad del orificio cervical interno	Menos de 5mm	Es la dilatación del orificio cervical interno, cuyo vértice se encuentra en el canal cervical
	De 5 a 9 mm	
	10 mm y más	
Prueba de estrés	Positiva	Acortamiento cervical de 8 mm o más al realizar presión fúndica uterina
	Negativa	
Protrusión de membranas	Sí	Es la protrusión de las membranas amnióticas en el canal cervical

b) Puntuación para la profilaxis de la prematuridad:

Características cervicales	0	1	2	3	4
Longitud cervical	30 mm y más	29 - 25 mm	24 - 21 mm	20 - 16 mm	15 mm y menos
Permeabilidad	Cerrado			5 - 9 mm	10 mm y más
Prueba estrés	Negativa				Positiva
Protrusión de membranas	Ausente				Presente

Puntuación:

- ✓ Bajo riesgo para la prematuridad que responde al puntaje de cero a uno
- ✓ Riesgo incrementado para la prematuridad dos puntos.
- ✓ Alto riesgo de prematuridad de tres a cinco puntos.
- ✓ Inminencia de prematuridad responde al puntaje de seis o más puntos

1.7. Conducta

Debe seguirse la conducta general siguiente:[25-27]

1. Ingreso en sala de Cuidados Maternos Perinatales

2. Valorar el patrón contráctil durante 1 hora

- ✓ Si patrón contráctil normal: Evalúe integralmente la gestante y valore su permanencia o no en este servicio.
- ✓ Si éste es patológico:
1. Proceder en consecuencia según se indica más adelante.

Las posibilidades de detener el trabajo de parto pretérmino son limitadas, por otra parte, éste puede constituir un mecanismo de protección cuando un feto está amenazado por insuficiencia placentaria o infección. Por lo tanto, tratar de detenerlo queda limitado a aquellos casos que pudieran beneficiarse del uso de glucocorticoides.

Gestantes en quienes no debe detenerse el parto pre término

- ✓ Trabajo de parto avanzado (dilatación > 4cm)
- ✓ Corioamnionitis
- ✓ Enfermedad materna descompensada
- ✓ Anomalías congénitas y cromosómicas
- ✓ Gestación = 34 semanas

Gestantes con condiciones para evaluar la detección del parto pretérmino:

- ✓ Ausencia de: Infección y /o fiebre
- ✓ Carencia de modificaciones cervicales

✓ Inmadurez pulmonar

✓ Edad gestacional menor de 34 semanas

Conducta según edad gestacional y peso fetal:

1. Gestación < 27 semanas:

✓ Ingreso en sala de Cuidados Materno Perinatales a partir de las 26 semanas, siempre que sea posible

✓ Medidas generales de enfermería

✓ Perfil de sepsis

✓ Tratamiento etiológico

2. Gestación e/ 28 y 34 semanas

✓ Ingreso en CMP

✓ Medidas generales:

- Reposo en Decúbito lateral izquierdo,
- Apósito estéril,
- Observación de enfermería cada/4hora,
- Evolución médica cada/4hora,
- Tensión Arterial,
- Frecuencia Respiratoria,
- Dinámica Uterina y Frecuencia,
- Cardiaca Fetal cada 30 minutos mientras dure el tratamiento tocolítico de ataque.

✓ Frecuencia Respiratoria y reflejos osteotendinosos cada 30 minutos si se usa Sulfato de Magnesio (SO4Mg).

✓ Perfil de sepsis:

- Hemograma con diferencial
- Eritrosedimentación
- Proteína C reactiva
- Exudado vaginal con cultivo
- Urocultivos
- Ultrasonido:

✓ Transabdominal: Biometría, CPF, ILA, PBF.

✓ Transvaginal: Buscar modificaciones cervicales.

Tratamiento etiológico (Tratamiento de la infección urinaria, sepsis vaginal, anemia, etc.)

3. Gestación = 34 semanas:

✓ Ingreso en sala de CMP

✓ Medidas generales

- Reposo en decúbito lateral izquierdo
- Apósito estéril
- Observación de enfermería cada 4horas
- Evolución médica cada 4horas

Perfil de sepsis

✓ Hemograma con diferencial

✓ Eritrosedimentación

✓ Proteína C reactiva

✓ Exudado vaginal con cultivo

✓ Urocultivos

Ultrasonografía: biometría, cálculo del peso fetal, índice de líquido amniótico (ILA) y pruebas de bienestar fetal (PBF):

Tratamiento etiológico (tratamiento de la sepsis urinaria y vaginal, de la anemia, etc.

- ✓ Detener el parto pretérmino, permanecerá ingresada en sala de CMP por 48 horas.
- ✓ Posteriormente se trasladará a sala de gestantes.
- ✓ De no detenerse el trabajo de parto se dejará evolucionar espontáneamente.
- ✓ Antibióticoterapia: Igual esquema al mencionado anteriormente.

Conocimiento del diagnóstico precoz de la amenaza de parto pre término:

- ✓ Presencia de contracciones frecuentes, regulares y rítmicas (después de las 22) antes de las 37 semanas, con frecuencia entre 5 y 8 minutos o menos) o que rebasan el patrón contráctil.
- ✓ Modificaciones cervicales descritas anteriormente.
- ✓ Otras signos de alarma perdidas vaginales, descenso de la presentación, resultados del USTV entre otros

Antimicrobianos:

En casos de amenaza de parto pre término, el macrólido de elección es la azitromicina de 500 mg cada 12 horas durante tres días o eritromicina de 250 mg por vía oral cada 6 horas durante 7 a 10 días.

El fracaso de la uteroinhibición o su contraindicación obliga a afrontar el parto pre término. Los riesgos de hipoxia, infección y traumas obligan a extremar los cuidados en la asistencia del parto pre término.

DISEÑO METODOLÓGICO DE LA INVESTIGACIÓN

Como características generales de la investigación se declara que se realizó un estudio descriptivo, prospectivo y transversal con el objetivo de evaluar el comportamiento de la Amenaza de Parto pre término y diseñar un protocolo de atención de Enfermería en el servicio de Cuidados Maternos Perinatales en el Hospital Materno Norte "Tamara Bunke Bider" de Santiago de Cuba, durante un año, pues este servicio es el eslabón importante en la estrategia de sostenibilidad y reducción de los indicadores del Programa Materno Infantil.

Aspectos bioéticos de la investigación

Para la realización de este estudio estuvieron presentes los principios éticos y de autonomía del paciente. Se cumplieron con las normas legales y éticas legisladas para brindar una atención de salud mediante una firme actitud humanista y responsabilidad legal.

Se entregó una planilla a cada paciente que participó en el estudio, cumpliendo con el principio de respeto a la dignidad, mediante el derecho a la autodeterminación y a la información completa, luego de explicarle la importancia de la investigación, así como el derecho de abandonar el estudio si así lo desea, elementos donde se empleó el consentimiento informado como principio justo, preservamos la intimidad de la paciente, garantizada por el anonimato, (Anexo1).

Universo

Estuvo constituido por el total de pacientes atendidas en el servicio de Cuidados Maternos Perinatales del hospital, con el diagnóstico de amenaza de parto pre término durante el año 2020, que totalizaron 210. Criterio de inclusión:

Criterio de inclusión:

- ✓ Aceptación de participar en el estudio
- ✓ Estar ingresada en el servicio de Cuidados Maternos Perinatales con el diagnóstico de Amenaza de parto pre término
- ✓ Remitida del cuerpo de guardia u otros servicios del hospital
- ✓ Edad gestacional comprendida entre 27 y 36,6 semanas

Criterio de exclusión:

- ✓ No cumplir con los criterios de inclusión antes mencionados.
- ✓ Pacientes que se concluyeron como Descarga Transitoria de Oxitocina.

Criterio de salida:

- ✓ Fallecimiento
- ✓ Traslado a otra institución

Aspectos generales del estudio:

Se confeccionó una planilla para la recolección de los datos primarios a los objetivos propuestos (Anexo 2) .El investigador recogió la información aportada por la historia clínica de la paciente, evaluando la efectividad del tratamiento a través de la nota resumen diaria reflejada por la enfermera.

Sesgos:

En todo estudio de este tipo existe la posibilidad de introducir errores que alteren las estimaciones del riesgo asociado a la exposición bajo estudio. A continuación se mencionan algunos de los más frecuentes:

✓ **Sesgo de selección:** Ocurre cuando se produce una desigualdad de inclusión de los casos. En este estudio semejante error queda minimizado a su mínima expresión pues se trata de una misma condición ya que se evaluaran las pacientes que ingresen en el servicio de Cuidados Maternos Perinatales, con el diagnóstico de Amenaza de Parto Pretermino.

Para este estudio se realizó un tratamiento convencional de obligatorio cumplimiento y accesibilidad global para todas las pacientes, no solo de la provincia Santiago de Cuba sino también de todo el país, por tanto, esto también reduce el sesgo de detección pues a cada paciente se le aplica dicho tratamiento. Es posible que ocurra el sesgo de los no respondientes pues en esta investigación se precisa del consentimiento o voluntariedad de participación de las pacientes. También hay posibilidad de que ocurra sesgo por inclusión-exclusión y para evitarlo creamos un registro de pacientes incluidos y no incluidos en el estudio.

✓ **Sesgo del observador:** En un estudio de este tipo, el conocimiento por parte del investigador puede sesgar la recogida de datos primarios, sobre todo cuando se conoce el problema de investigación.

✓ **Error en la clasificación de la enfermedad:** Este error estará minimizado a través de la confirmación del diagnóstico y seguimiento evolutivo de las pacientes con Amenaza de Parto pre término a través de la encuesta aplicada por la autora a cada paciente. Tampoco existe posibilidad alguna a la ocurrencia del sello protopatico, pues queda muy manifiesto el enfoque de procedencia temporal, o sea, se investigan factores (representados como variable).

OPERACIONALIZACION DE LAS VARIABLES

Edad: Según años cumplidos

- ✓ 19 años y menos
- ✓ 20-34 años
- ✓ 35 años o más

Paridad:

- ✓ Primípara
- ✓ Multípara

Para la variable cualitativa ocupación de la madre y estado civil tendremos en cuenta lo siguiente:

Ocupación de la madre:

- ✓ Ama de casa
- ✓ Trabajadora
- ✓ Estudiante

Estado civil de la madre:

- ✓ Soltera
- ✓ Casada

Edad gestacional:

- ✓ Entre 27 y 34 semanas
- ✓ Entre 34,1 y 36,6 semanas

Peso del recién nacido al nacer:

- ✓ Menos de 2500 gramos
- ✓ Mayor de 2500 gramos

Enfermedades asociadas al embarazo

- ✓ Anemias

✓ Infecciones cérvico vaginales

✓ Infecciones urinarias

✓ Trastornos hipertensivos

✓ Incompetencia cervical.

✓ Hematoma retroplacentario

✓ Coriamnionitis

✓ Rotura prematura de las membranas (RPM)

Antecedentes obstétricos

✓ Primiparidad precoz

✓ Parto pretérmino espontáneos anteriores

✓ Abortos inducidos previos

✓ Abortos espontáneos previos en el segundo semestre

✓ Embarazo gemelar

✓ Baja talla

✓ Períodos intergenésicos cortos

✓ Otros

Administración del tocolítico

✓ Si

✓ No

Presencia de reacción adversa durante su administración

✓ Si

✓ No

Aplicación del proceso de atención de enfermería: Plasmado en la historia clínica.

✓ Si

✓ No

Acciones de Enfermería: Según lo planteado en el plan de acción.

✓ Independientes: Son todos aquellos procederes o modos de actuar, que ejecuta el personal de enfermería de forma independiente (sin orden médica), con el propósito de aliviar, mejorar o eliminar el problema del paciente en el menor tiempo posible.

Pueden ser:

- Acciones psicológicas de apoyo
- Acciones orientadoras
- Acciones evaluadoras

✓ Dependientes: Cumplimiento del tratamiento médico
✓ Interdependientes: Permiten ayudar a la paciente en las distintas pruebas indicadas.

Algunas definiciones: [28]

- Nacidos vivos: Es la expulsión o extracción del producto de la concepción, independientemente de la duración del embarazo, que después de la separación de la madre respira o dé cualquier otra señal de vida, tanto sí se ha cortado el cordón umbilical, como si se ha desprendido o no de la placenta.
- Recién nacido a término: Es el que nace entre las 37 semanas y menos de 42 semanas.
- Recién nacido pre término: Es el que nave antes de las 37 semanas de edad gestacional.
- Recién nacido inmaduro: Nacido vivo con menos de 1000 gramos de peso, por lo general con menos de 28 semanas de edad gestacional.

- Recién nacido bajo peso al nacer: Es el que pesa al nacer 2500 gramos, independientemente de la edad gestacional.

- Recién nacido bajo peso para su edad gestacional: Es el que nace con un peso por debajo del percentil 10 de la curva de peso intrauterino, de acuerdo con su edad gestacional, independiente de la duración de este.

- Defunción fetal intermedia: Es la defunción fetal en que el feto pesa al nacer de 500 a 900 gramos, lo que equivale de 20 a 27 semanas de edad gestacional.

- Defunción fetal tardía: Es aquella defunción fetal en la que el feto pesa 1000 gramos o más, equivalente a 28 semanas de edad gestacional.

- Mortalidad perinatal: Abarca las defunciones fetales de 1000 y más de peso, y los neonatos fallecidos antes de los 7 días de vida, con 1000 gramos o más de peso al nacer.

- Mortalidad infantil: Todo nacido vivo que fallece antes de cumplir el primer año de vida.

PROPUESTA DE INTERVENCIÓN DE ENFERMERÍA, PARA PROTOCOLO DE ATENCIÓN EN LA AMENAZA DE PARTO PRE TÉRMINO.

La enfermería no podría realizar un trabajo eficiente, sin que sus decisiones sean basadas en el conocimiento científico profundo de las ciencias básicas y sociales, relacionadas con la atención a los pacientes.[28] Los principios son la base fundamental, sobre la cual se apoya una acción, y por consiguiente los principios científicos son los enunciados de hechos generalmente aceptados o una verdad esencial que puede servir de guía para actuar. [29]

Los principios básicos del cuidado que ofrece la enfermería dependen del conocimiento de las ciencias naturales como la anatomía, fisiología, microbiología, bioquímica, biología, etc. y de las sociales como la psicología, sociología y otras. Entre estos se encuentran: [29]

- Ayudar al paciente a conservar su personalidad
- Ayudar al paciente a incorporarse a la sociedad
- Ayudar al paciente a recuperar su salud
- Proteger al paciente de lesiones o agentes externos o enfermedades

El Proceso de Atención de Enfermería proporciona un mecanismo que permite que la enfermera emita juicios responsables y validos acerca de los pacientes, a partir de los cuales proceda a valorar, diagnosticar, planear, implementar y evaluar los cuidados de enfermería en respuesta a las necesidades variable de la persona.[30]

Es importante señalar que, en medio de las presiones y restricciones de la práctica diaria, cuando la vida del ser humano, puede estar en peligro, resulta bastante difícil observar los hechos con calma y emitir juicios lógicos.[31]

El método científico se emplea en otras disciplinas para resolver los problemas que surgen en el área y como base a partir del cual formular investigaciones que expandan sus fundamentos. Como la enfermera también tiene el objetivo de expandir su base teórica de modo que constituya un buen cimiento para la práctica, es importante que este proceso tenga cimientos científicos.[32]

La aplicación del proceso tiene dos partes.

- Constituye un método que forma parte de la naturaleza de la enfermera, con el fin de que tome sus decisiones, rápidas y adecuadas y pueda llegar a conclusiones.
- Constituye un método científico para resolver problemas, lo cual es fundamental en cualquier profesión.

El Proceso de Atención de Enfermería, con el transcurso, se ha desarrollado y perfeccionado en la actualidad se divide en tres etapas:

- Valoración
- Intervención
- Evaluación

En la recogida del dato debe establecerse prioridades teniendo en cuenta los niveles de jerarquía de necesidades diseñadas por Kalish.[30-32]

Necesidades afectadas:

- ✓ Necesidad de seguridad (protección).
- ✓ Evitación del dolor
- ✓ Autorrealización (preocupación)

Para el seguimiento y evaluación adecuada de los casos se cumplieron acciones de Enfermería descritas a continuación. Se siguió la ruta crítica del Proceso de Atención de Enfermería. (P.A.E).[30, 31]

Etapas del método científico.	Acciones de Enfermería
VALORACIÓN	? Recopilar datos subjetivos y objetivos. ? Identificar y describir el dolor bajo vientre. ? Enunciar el diagnóstico de enfermería.
INTERVENCIÓN	? Establecer expectativas ? Cumplir del tratamiento médico y formulación del plan de cuidados (acciones dependientes, independientes, interdependientes). ? Monitorear la efectividad del procedimiento. ? Reevaluar el tratamiento con el facultativo cuando las expectativas no se logren. ? Cumplir un nuevo tratamiento y enunciar nuevas expectativas de enfermería.
EVALUACIÓN	? Reflejar la evolución del paciente teniendo en cuenta cambios producidos i: Mantiene dolor. Disminuyó dolor. Eliminó dolor.

En esta patología se desarrollaría de la siguiente manera:

Según la Organización Mundial de la Salud (Bristol 1972), el parto pre término es todo aquel que se produce antes de la semana 37 de la gestación (menos de 259 días), a partir del primer día de la última menstruación, el límite inferior del parto pre término es la semana 20 de la gestación, el que se produce antes de este tiempo se considera como no viable. No se incluye en esta definición a los recién nacidos con un peso inferior a 2500 gramos.[33]

Valoración de Enfermería

Los nacimientos pre término tienen lugar entre 5 y 10 % de los embarazos. El parto pre término es un importante problema ya que está relacionado con más de 75% de la mortalidad perinatal, además de alta morbilidad y el pronóstico a largo plazo de estos niños. Los recién nacidos con menos de 32 semanas son lo que mayores probabilidades tienen de desarrollar trastornos neonatales y representan el 75 % de las muertes neonatales que no son producidas por malformaciones.[33]

Causas.

1.-Las causas del parto pre término no se conocen, pero existen varias circunstancias relacionadas con estas. Se ha dividido en 4 grupos que reúnen las principales condiciones maternas y fetales, estas son: [24, 33]

- ✓ Condiciones o enfermedades asociadas a la madre y/ o el feto.
- ✓ Anomalías en la implantación de la placenta.
- ✓ Enfermedad Hipertensiva.
- ✓ Hematoma Retroplacentario.
- ✓ Infecciones Cervicovaginales y urinarias.
- ✓ Sangrado vaginal en las primeras 12 semanas.

✓ Anemia

✓ Incompeténcia cervical.

✓ Anomalias uterinas.

✓ Polihidramios.

✓ Cardiopatias.

✓ Diabetes mellitus.

✓ Rotura prematura de membranas ovulares.

✓ Nefropatías.

✓ Hepatitis.

✓ Enfermedad de la glándula tiroides.

2.-Sin causa evidente alrededor de 50% de los casos, son de causa desconocidas, aunque se pueden encontrar factores como:

✓ Parto pre término espontáneos anteriores.

✓ Edad: es más frecuente en las menores de 20 años y mayores de 35 años.

✓ Malas condiciones socioeconómicas.

✓ Bajo peso y sobrepeso materno.

✓ Baja talla (relacionada con la nutrición materna, durante la niñez).

✓ Hábitos de fumar (influye fundamentalmente en el peso del recién nacido)

✓ Periodos intergenésicos cortos (menos de 2 años) o largos (mayores de 6 años)

✓ Abortos espontáneos previos, fundamentalmente en el II trimestre.

✓ Abortos inducidos previos.

✓ Muerte fetal.

3.-Relacionados con el embarazo múltiple: alrededor del 10 % de los embarazos múltiples terminan en parto pre término (antes de las 34 semanas).

4.-Inducidos o programados: cuando se realiza la extracción fetal, porque se encuentra en peligro la vida de la madre, del feto o de ambos

Entre los factores más relevantes se haya:
- ✓ Partos pre términos espontáneos anteriores
- ✓ Primiparidad precoz
- ✓ Baja talla
- ✓ Malas condiciones socioeconómicas
- ✓ Hábito de fumar
- ✓ Periodos intergenésicos cortos
- ✓ Abortos espontáneos previos sobre todo del segundo trimestre
- ✓ Abortos inducidos previos

El embarazo gemelar es el responsable de más de 10% de los nacidos pre términos. Cuando se identifica algunas de estas condiciones en un embarazo, esto se clasifica como Embarazo de Alto Riesgo, por lo que se requiere de cuidados prenatales más intensos, con el objetivo de disminuir las probabilidades de un parto pre término y prolongar el embarazo sin comprometer el bienestar materno fetal.

Dentro de las medidas que se deben tomar por el personal de enfermería, se encuentran:
- ✓ Captación precoz y seguimiento adecuado.
- ✓ Orientar una dieta balanceada desde el I Trimestre.
- ✓ Orientar el reposo se limita total o parcialmente las actividades físicas.
- ✓ Determinación del peso ideal.
- ✓ Abstinencia sexual.
- ✓ Chequear el cumplimiento del tratamiento de las infecciones cervicovaginales.
- ✓ En caso de incompetencia cervical, tratamiento con cerclaje.

✓ Educación sanitaria sobre los signos y síntomas de trabajo de parto, amenaza y alerta de parto pre término.

✓ Proscripción de fumar.

✓ Preparación psicoprofiláctica para el parto.

✓ Ingreso domiciliario o en el hogar materno.

✓ A partir de la semana 28 reevaluar el riesgo de parto pre término.

✓ Diagnóstico precoz de pre-eclampsia, gestación múltiple, sangrado y modificaciones precoces del cuello uterino.

Se debe tener presente además, cuales son los signos de alarma de la amenaza de parto pretérmino para hacer un diagnóstico precoz, estos signos son:

✓ Alteraciones del patrón contráctil.

✓ Presencia de modificaciones cervicales en ausencia de contracciones.

✓ Rotura prematura de membranas sin dinámica uterinas.

✓ Modificaciones cervicales y roturas prematuras de membranas en presencia de contracciones uterinas.

El personal de enfermería en esta etapa debe:

✓ Recopilación de datos objetivos y subjetivos.

✓ Enunciar el Diagnóstico de Enfermería.

✓ Establecer expectativas.

Intervención de Enfermería:

El personal de enfermería, debe plantearse los diagnósticos de enfermería propuestos a continuación, según las necesidades o problemas identificados.

Diagnóstico de Enfermería, que deben plantearse:

✓ Déficit de conocimientos, sobre el tratamiento de su enfermedad, relacionado con inexperiencia sobre dicho trastorno.

✓ Ansiedad / temor relacionado con el desarrollo de posibles complicaciones en el embarazo.

✓ Riesgo de lesión materno fetal, relacionado con la amenaza de parto pretérmino.

✓ Dolor relacionado con efectos de las contracciones uterinas

Las expectativas trazadas para estos diagnósticos planteados serían:

✓ Adquiera conocimientos, sobre su enfermedad y exprese la paciente las medidas necesarias para el control de su enfermedad.

✓ Disminuya preocupación y exprese la paciente más seguridad y confianza.

✓ Evite riesgo de lesiones y se compruebe la no aparición de signos y síntomas de complicación.

✓ Desaparezca dolor referido por la paciente.

La enfermera debe.

✓ Realizar la formulación del plan de cuidados (cumplimiento de las acciones de enfermería, dependientes, interdependientes e independientes)

Acciones de enfermería: dependientes, independientes e interdependientes:

Acciones dependientes

✓ Ingreso en la sala de CMP cuando presenta signos de alarma de parto pre término

✓ Evaluación del patrón contráctil (durante 1 hora) por protocolo médico

✓ Realizar exámenes complementarios (hemograma, Eritrosedimentación, exudado vaginal con cultivo y urocultivo)

✓ Ultrasonido

✓ Uso de tocolíticos, para frenar la actividad uterina anticipada cumpliendo los principios para su empleo

✓ Cumplimiento de las indicaciones médicas.

✓ Tener presente las Reglas de Oro para el cumplimiento de la terapéutica medicamentosa.

Acciones independientes.

Se debe orientar a la gestante hacia:

✓ El conocimiento de los factores de riesgo que predisponen al parto pre término y como disminuirlos en la medida que sea posible.

✓ Brindarle información sobre los síntomas y signos de amenazas de parto pre término, para que pueda ser diagnosticado a tiempo y evitar complicaciones tanto en la madre como en el niño.

✓ Una vez que a la embarazada se le haya diagnosticado amenaza de parto pre término, se debe vigilar dinámica uterina y foco fetal.

✓ Se deben medir los signos vitales teniendo en cuenta que la frecuencia respiratoria varía, en dependencia de las características de la paciente y el medicamento que se esté administrando.

✓ Vigilar la aparición de pérdidas vaginales y sus características.

✓ Vigilar en caso de dolor, frecuencia e intensidad.

✓ Observar la aparición de los efectos secundarios de los medicamentos.

✓ Mejorar el estado nutricional de la paciente brindándole una dieta con los requerimientos de: Vitaminas, carbohidratos y proteínas que ella necesitan.

✓ Orientar preparación, para las diferentes pruebas diagnósticas y exámenes complementarios, como hemograma con diferencial, ultrasonido, exudado vaginal con cultivo, Urocultivos, Eritrosedimentación, proteína c reactiva, perfil de sepsis, entre otras.

- ✓ Brindarle información a la gestante y a sus familiares acerca de su evolución.
- ✓ Brindar orientaciones de educación sanitaria en cuanto a :
  - Mostrar la técnica correcta para la manipulación del apósito.
  - Colocar el apósito de la vulva al ano asegurándose que no se movilice, para evitar el arrastre de microorganismos del ano a la vagina.
  - Explicar la importancia del reposo en decúbito lateral izquierdo
  - Mostrar el correcto aseo vulvar.
  - Hacer uso del preservativo, en las relaciones sexuales, durante el embarazo.
  - Explicar la importancia de la higiene personal durante el embarazo y el puerperio.
  - Informar a la pareja sexual, la importancia del cumplimiento del tratamiento y el uso del preservativo.

Acciones interdependientes:

- ✓ Monitoreo de la efectividad del protocolo aplicado.
- ✓ Pedir opinión sobre los resultados con las personas involucradas en el estudio.
- ✓ Reevaluar con el facultativo un nuevo tratamiento o conducta cuando el dolor persiste.

Evaluación:

La enfermera debe:

- ✓ Evaluar la efectividad del tratamiento.
- ✓ Valorar la respuesta del paciente.
- ✓ Dar finalidad al diagnóstico de enfermería cuando sea eficaz el método y las necesidades sean resueltas.

En la evaluación del PAE, los resultados esperados, una vez que se le brinden los cuidados de enfermería son que:

✓ La paciente conozca los síntomas de la amenaza del parto pre término e informe oportunamente de la aparición de estos.

✓ Realice el reposo orientado, disminuyendo el miedo y la ansiedad, ya que conoce acerca de su evolución y los beneficios del reposo y el tratamiento, medicamentoso y colabora con la atención médica y de enfermería.

✓ Tenga un recién nacido sano, a término o cerca del término y sin complicaciones.

✓ Medidas generales.

✓ Realizar PAE a todas las pacientes con amenaza de parto pre término.

✓ Realizar observación de enfermería cada 4 horas.

✓ Realizar notas evolutivas las veces necesarias.

✓ Llevar protocolo de atención de enfermería.

Protocolo de Atención de Enfermería en la amenaza de parto pre término

Fecha.__________ Turno.__________ Edad gestacional. __________ Peso.______

Parámetros	Horarios:																
Frecuencia cardíaca fetal																	
Dinámica uterinas																	
Frecuencia respiratoria																	
Reflejos osteotendinosos, si usa So4 mg																	
Expansión volumétrica (medicamento y tiempo de duración)																	
Maduración pulmonar (medicamento y tiempo de duración)																	
Tocolítico (medicamento y tiempo de duración)																	
Pérdidas vaginales																	
Diuresis																	
Otros																	
Firma de la enfermera																	

Nombres y Apellidos: ____________________ Cama: ____________________

Sala: ____________________ Médico del servicio: ____________________

Parámetros para evaluar por el personal de Enfermería

✓ Frecuencia cardíaca fetal, se tomará cada 30 minutos mientras dure el tratamiento con tocolisis.

Valores normales entre 110 y 150 latidos por minutos 120 y 160 latidos por minutos

✓ Dinámica uterina, se tomará cada 30 minutos, mientras dure el tratamiento tocolítico de ataque.

Patrón contráctil, se valorará durante una hora

Edad gestacional (semanas)	26	27	28	29	30	31	32	33	34	35	36
No. De contracciones por hora	1	3	5	7	8	8	8	8	9	9	9

✓ Frecuencia respiratoria, se tomará cada 1 hora (mientras la administración del Sulfato de Magnesio).

✓ Observar los reflejos osteotendinosos, cada 1 hora (mientras la administración del Sulfato de Magnesio).

En el caso del Sulfato de Magnesio, administrar de 4 a 6 gramos por vía endovenosa a pasar en 100ml de Solución Salina Fisiológica al 0,9% a durar 30 minutos y continuar con 2 gramos, hasta controlar dinámica uterina. No administrar el medicamento por más de 24 horas (según protocolo médico).

Vigilar:

✓ Diuresis horaria (menor que 30 ml por hora).

✓ Presencia de reflejos osteotendinosos.

✓ Frecuencia respiratoria (más de 14 por minutos).

La enfermera evaluará los reflejos osteotendinosos de la siguiente manera.

1.- Reflejo del orbicular de los párpados. Superciliar y nasopalpebral:

Percutiendo la arcada superciliar y la raíz de la nariz estando la paciente con los párpados entornados, se produce la contracción del orbicular de los párpados y por lo tanto la oclusión palpebral bilateral (aunque se percuta de un solo lado), es recomendarlo realizarlo con los ojos cerrados para que la paciente no vea el martillo percusor, evitando que la contracción se produzca como reflejo de amenaza y no por la percusión.

2.- Reflejo maseterino:

Puede denominársele mandibular (interviene en los músculos maseteros y temporales), la paciente permanece con la boca entreabierta y en esa posición se percute con el martillo directamente el mentón, o se coloca el índice de la mano izquierda transversalmente debajo del labio inferior, bien apoyado contra la mandíbula, y se percute sobre él. También se puede introducir un depresor de lengua en la boca, apoyándose en la arcada dentaria inferior y percutir sobre él. La respuesta es la elevación de la mandíbula.

3.-Reflejo bicipital:

Mantenga el antebrazo de la paciente en semiflexión y semisupinación, descansando sobre el suyo sostenido por el codo, o descansando sobre los muslos, sí la paciente está sentada, o sobre el tronco, sí está acostada. El explorador apoya el pulgar de su mano libre sobre el tendón del bíceps de la paciente en la fosa ante cubital y percute sobre la uña del pulgar, o sobre este, con la parte más fina del martillo percutor, sí el mismo es de forma triangular se obtiene la flexión del antebrazo sobre el brazo.

4.-Reflejo tricipital y olecraneano:

Con una mano se toma el antebrazo de la paciente por el codo y se sostiene sobre su antebrazo, cruzando el tórax, colocado en ángulo recto con el brazo, y se percute el tendón del tríceps (cuidando de no percutir el olecranon), preferiblemente con el lado.

más ancho del martillo. La respuesta es la extensión del antebrazo sobre el brazo (reflejo tricipital). Otra alternativa es que el antebrazo cuelgue al lado del cuerpo, sosteniendo el brazo, en abducción de 90 grado.

5.-Reflejo del supinador largo ó braquiorradial:

Se coloca el miembro superior con el antebrazo en semiflexión con el brazo, de manera que descanse por el borde cubital del antebrazo sobre la palma de la mano del explorador, ó sobre las piernas del sujeto. Entonces se percute la apófisis estiloides del radio, por donde pasa el tendón del supinador largo. La respuesta principal es, la flexión del antebrazo; la respuesta accesoria es una ligera supinación y flexión de los dedos.

6. Reflejo cubito pronador:

Con el miembro superior en igual posición a la señalada para el reflejo del supinador largo, el médico percute ligeramente la apófisis estiloides del cúbito, de forma tangencial de arriba hacia abajo; la respuesta es la pronación. Este reflejo casi siempre es débil y solo tiene valor su abolición unilateral, o cuando se hace muy evidente en los casos de hiperrreflexia.

7.-Reflejo de los flexores de los dedos de la mano:

El antebrazo en semiflexión y supinación con las últimas falanges de los dedos en ligera flexión (el pulgar en extensión). Puede procederse de dos formas: el examinador percute en la paciente, los tendones flexores en el canal carpiano o por encima; por el contrario coloca sus dedos del medio e índice sobre la superficie palmar de las últimas falanges de los tres o cuatro últimos dedos de la paciente y efectúa sobre ellas la percusión. La respuesta es la flexión de los cuatro últimos dedos, a veces se incluye la flexión del pulgar.

8.-Reflejo mediano pubiano:

Se debe colocar a la paciente en decúbito dorsal con los muslos separados y las piernas algo flexionadas. Se percute entonces sobre la sínfisis pubiana. La respuesta es doble: una superior, que consiste en la contracción de los músculos abdominales y otra inferior, que es la aproximación de ambos muslos, por la contracción de los aductores de ambos miembros.

9.-Reflejo rotuliano o patelar. Reflejo de los cuádriceps:

La técnica puede ser.

1. Paciente sentada en una silla o sobre el borde de la cama con los pies péndulos, se percute directamente sobre el tendón rotuliano. La respuesta es la extensión de la pierna.

2. Paciente en cama, se levantan ligeramente los miembros inferiores con una mano colocada debajo del hueso poplíteo, se consigue así una discreta flexión de la pierna sobre el muslo, quedando la rodilla en alto. Se produce el tendón rotuliano o tendón del cuádriceps.

10.-Reflejo Aquileo:

La exploración puede realizarse de tres maneras distintas:

a) Paciente sentada: miembros colgando sobre el borde de la cama, camilla o silla; se levanta ligeramente el pie con una mano y con la otra se percute el tendón de Aquiles, cuidando de no percutir el calcáneo.

b) Paciente puesta de rodillas, camilla o una silla, pies fuera del borde: se lleva ligeramente hacia delante la planta del pie y se percute sobre el tendón de Aquiles o tendón calcáneo.

c) Paciente acostado: se coloca pasivamente el pie del miembro inferior a explorar, sobre el opuesto en semiflexión y abducción, descansando sobre su maléolo externo; con una mano se toma la planta del pie y se lleva en ligera flexión, se percute el tendón. La respuesta es la extensión del pie.

Indicaciones del Sulfato de Magnesio:

- ✓ Pre eclampsia.
- ✓ Diabetes Mellitus.
- ✓ Hipertiroidismo

Contraindicaciones:

- ✓ Absolutas: Miastenia Grave
- ✓ Relativas: Función renal afectada
    - Historia de isquemia cardíaca
    - Uso de antagonistas del calcio
- ✓ Expansión volumétrica, teóricamente la hidratación puede reducir la contractilidad uterina por aumento del flujo sanguíneo uterino y por disminución de la secreción pituitaria de la hormona antiduirética y de oxitocina.
    - Solución electrolítica: 500ml (120 y 160 mililitros / hora: 40 a 60 gotas por minutos).

Sí persiste la dinámica, después de una hora, debe pasarse al tratamiento con tocolítico.

- ✓ Maduración pulmonar: usar
    - Betametasona, 12mg a repetir en 24 horas hasta 24 mg (dosis total).
    - Desametasona, 5mg por vía intramuscular o endovenosa cada 12 horas (4 dosis).

Toda embarazada entre 28 y 34 semanas con riesgo de parto prematuro debe ser considerada como candidata para un curso único de corticoides.

Contraindicaciones de los glucocorticoides:

- ✓ Enfermedad viral
- ✓ Tuberculosis

- ✓ Fiebre de etiología no precisada
- ✓ Ulcera péptica
- ✓ Diabetes Mellitus descompensada
- ✓ Hipertiroidismo

Tocoliticos

Nifedipidimo (10 mg), administrar 30 mg de entrada por vía oral o 10 mg cada 20 minutos hasta administrar los 30 mg, si se detiene la dinámica, administrar de 10 a 20mg por vía oral cada 8 u 8 horas por 72 horas.

Contraindicaciones:

- ✓ Bloque áurico-ventricular
- ✓ Hipotensión materna

Si no se logra la tocolisis con la dosis inicial de Nifedipidimo, administre.

B adrenérgicos:

Fenoterol (ámpula de 0.5 mg): Dextrosa 5% 500ml con 2 ámpulas de fenoterol (2ug/ml). Comenzar con dosis de 1ug/ ml, (10 gotas / minutos). Sí a los 20 minutos no se ha logrado la uteroinhibición y la frecuencia materna no supera los 120 latidos por minutos, se aumenta la dosis a 2mcg/ min (20 gotas por minutos, se espera otros 20 minutos.

Contraindicaciones.

- ✓ Patologías cardiacas asintomáticas.
- ✓ Trastornos de la conducción del ritmo cardiaco.
- ✓ Hipertiroidismo.
- ✓ Sicklemía.
- ✓ Diabetes.
- ✓ Coriamnionitis.
- ✓ Pre eclampsia- Eclampsia.

✓ Hipotensión materna.

Medir:

✓ Frecuencia respiratoria.

✓ Pulso.

- Pérdidas vaginales, brindará apósito vulvar estéril y cambiará cada tres horas (las veces que sea necesario), observando características de las mismas (color, olor y cantidad).
- Sangramiento vaginal
- Tapón mucoso
- Leucorrea
- Pérdida del líquido amniótico

✓ Diuresis, se medirá espontáneamente cada una hora durante la administración del Sulfato de Magnesio.

Técnicas y procedimientos

De obtención de información:

Para la realización de la presente investigación se les explicó previamente a las jefas de los servicio de Cuidados Maternos Perinatales, con la aprobación de la vicedirectora de enfermería, el Consejo Científico y la Comisión de Ética Médica del Hospital Materno Norte "Tamara Bunke Bider" de Santiago de Cuba.

Se realizó una extensa revisión bibliográfica sobre el tema, coordinada conjuntamente con los expertos en la materia en el Centro Provincial de Ciencias Médicas a través del sistema computarizado MEDLINE y LILACS se revisó bibliografía electrónica INFOMED e internet actualizada en el tema, revisamos trabajos de terminación de residencia de Obstetricia en la biblioteca del Centro de información. Se aplicó la técnica de revisión documental a partir de la cual se confeccionó la planilla o formulario, se procedió a la recolección de los datos iníciales, y obtención de los resultado finales.

Realizamos además la revisión de datos estadísticos del Hospital Ginecobstétrico Docente "Tamara Bunke Bider" y diversas publicaciones de este tema fuera y dentro del territorio incluyendo las nuestras.

La literatura revisada se clasificará en dos tipos:
- ✓ De verificación indirecta (libros, manuales, normas, publicaciones periódicas de revisión, monografías).
- ✓ De verificación directa (artículos originales).

La bibliografía fue acotada según normas de la Convención de Vancouver.

Procesamiento y análisis de la información

Una vez obtenida la información primaria se procesó de forma automatizada al sistema S.P.S.S 11.5, instalado en microcomputadora Pentium IV Celeron, con este sistema se efectuó el cálculo de los distintos parámetros, cuyo análisis se realizó a través de la opción de este paquete estadístico. Para la confección y presentación del informe final se utilizará el paquete estadístico SPSS versión 11.5.

Discusión y síntesis

A fin de alcanzar los objetivos propuestos, la información obtenida se expresó en cuadros estadísticos, mediante el análisis inductivo y deductivo de los resultados, se resaltaron los principales aspectos de interés, los que fueron comentados en dependencia de lo publicado en las bibliografías nacionales y foráneas disponibles, lo cual permitió arribar a conclusiones y emitir recomendaciones al respecto.

ANÁLISIS Y DISCUSIÓN DE LOS RESULTADOS

Cuadro No. I. Distribución de pacientes según grupo de edades y paridad

Paridad	Grupo de edades							
	19 años y menos		20 – 34 años		35 años ó más		TOTAL	
	No.	%	No.	%	No.	%	No.	%
Primípara	16	7.61	66	31.4	54	25.7	**136**	**65**
Multípara	11	5.2	32	15.2	31	14.7	74	35
Total	27	13	**98**	**47**	57	40	210	100

Fuente: Encuesta

Aunque se considera que el parto es un proceso normal se producen diversas adaptaciones en el curso del embarazo que impiden determinar los límites entre salud y enfermedad. El bienestar de la madre y el niño por nacer mejora cuando el estado materno es saludable antes de la concepción y recibe supervisión en las etapas tempranas y en todo el curso del embarazo.

La edad de las pacientes, revela una mayor frecuencia de obtener recién nacidos bajo peso en el período de mayor capacidad reproductiva. Alrededor de 515,000 mujeres en edad reproductiva obtienen cada año recién nacidos bajo peso al nacer, principalmente en los países en vías de desarrollo.[34]

En nuestro estudio se comprobó que el mayor número de pacientes estuvo comprendido en edades reproductivas, entre 20 y 34 años de edad, (98 para un 47%) hecho este que coincide con otros autores. De las 210 pacientes atendidas, 136 para un 65%, eran primíparas.

Varios autores han demostrado una relación marcada entre la edad materna y la incidencia del parto pre término; Donnelly encontró, en un estudio entre 1954 y 1961, una mayor incidencia de parto pre término en mujeres con una edad por debajo de 20 años y por encima de 30, citando que Israel notó que las tasas de parto pre término aumentan en las mujeres muy jóvenes, sobre todo por debajo de 17 años. La causa que desencadena el parto pre término en estas gestantes puede estar relacionado con el hecho de encontrarse éstas en su primer embarazo, o bien en un desarrollo inadecuado del útero, señalando Reynolds que, en estas gestantes, el parto pre término puede ser debido a un fallo del útero en el cambio de su forma esférica a elíptica, lo cual lleva a trastornos en la circulación feto placentaria, pudiendo estar más en relación con la edad que con alteraciones físicas.[35]

No está claro por qué las mujeres menores de 20 años tienen una tasa mayor de parto pre término. Quizá la causa sea un insuficiente desarrollo uterino, dado que la incidencia de parto pre término disminuye a medida que aumenta la edad en gestaciones sucesivas.

Cuadro No. II. Distribución de pacientes según estado civil y ocupación

| | Estado civil | | | | | |
| | Soltera | | Casada | | Total | |
Ocupación	No.	%	No.	%	No.	%
Ama de casa	61	30	42	20	103	50
Trabajadora	24	11	17	8	41	19
Estudiante	34	16	32	15	66	31
Total	119	57	91	43	210	100

Fuente: Encuesta

Las observaciones que se obtuvieron en diversos estudios sugieren que el nivel sociocultural bajo, la poca educación de los padres y mayor incidencia de inestabilidad familiar, con varias personas al cuidado de los mismos son factores asociados que influyen más, que la edad específica de la madre. Los cambios en el curso de la vida materna (dejar de utilizar la ayuda de beneficencia y formar un matrimonio estable) influyen en forma significativamente en el desarrollo del recién nacido.[36]

El bajo nivel socio-económico y un bajo nivel nutricional representado por un bajo peso antes del embarazo, así como un incremento de peso insuficiente durante la gestación, constituyen factores de riesgo tanto para el parto pre término como para el retardo de crecimiento intrauterino.[36]

En nuestro estudio se comprobó que el mayor por ciento de pacientes eran ama de casa, 103 para un 50%, de ellas 61 eran solteras para un 30% y solo 42 de ellas eran casadas, cabe resaltar que de las 210, nos llama la atención que 119 pacientes eran solteras, hecho esto que las conlleva a presentar factores socioeconómicos que favorecen el bajo peso al nacer.

Cuadro No. III. Distribución de pacientes según edad gestacional y peso del recién nacido

| | Peso del recién nacido | | | | | |
| Edad gestacional | < 2500 gr. | | >2500gr | | Total | |
	No.	%	No.	%	No.	%
Entre 27-34 semanas	21	13,5	4	2,5	25	16
Entre 34,1-36.6semanas	103	66,5	27	17,4	130	84
Total	124	80	31	20	**155**	**100**

La prematuridad continúa siendo la causa más frecuente de muerte neonatal existen factores predisponentes para que ocurra el parto pre término como: la historia y antecedentes personales, complicaciones concomitantes con el embarazo, complicaciones obstétricas, aparato genital y otras.[36] La infección amniótica aparece como un factor que empeora el pronóstico del parto pre término.[37] Las condiciones de inferioridad en que se encuentra el prematuro ante el medio ambiente, exigen un trato especial que le asegure su supervivencia ya que la prematurez es posiblemente, una de la causa más frecuente de mortalidad infantil y es directamente proporcionalmente al grado de inmadurez del neonato. La mortalidad depende mucho del peso al nacer y de las semanas de gestación.[37]

Según Aguilar, el peso subnormal en el momento de la concepción o durante el curso del embarazo, así como el sobrepeso de la gestante previo al embarazo o el aumento exagerado durante el mismo, parece predisponer al parto de niños de poco peso, así como a las complicaciones maternas; a pesar de que el peso del niño al nacer, en general, parece guardar una relación más estrecha con el peso de la madre en el momento de la concepción que con el incremento del mismo durante el embarazo, un estado nutricional satisfactorio al inicio del mismo, evidentemente, no protege contra la influencia adversa de una ganancia inadecuada de peso durante el período prenatal subsiguiente.[37]

En el cuadro tres se evidencia que de las 210 pacientes, solo 155 tuvieron un parto antes de las 36,6 semanas de gestación, el resto logró alcanzar el término de la gestación, es decir 55 pacientes para un 26%. Solo 27 de estas pacientes tuvieron un recién nacido con un peso mayor de 2500 gramos, para un 17,4%, y 103 de estas pacientes tuvieron recién nacidos con un peso menor de 2500 gramos, para un 66,5% ambos grupos entre las 34,1 y las 36,6 semanas de gestación.

El tamaño del niño al nacer depende de diversos factores que afectan el medio materno y fetal.[37] Desde hace tiempo se conoce la relación entre el bajo peso al nacer y la morbimorbilidad y mortalidad perinatal. Sin embargo, solo hasta hace poco se establecieron las diferentes implicaciones del peso al nacer en relación con la edad gestacional. Los niños de bajo peso al nacer son de tamaño adecuado para su edad gestacional, pero inmaduros porque nacen antes de que el embarazo llegue a su término.

Se ha hecho evidente en los últimos años, en los servicios de prematuros, que el problema de los mismos puede solucionarse cuantitativamente sólo dentro de límites realmente estrechos. Por tanto, el obstetra debe anticiparse y reconocer aquellas condiciones prenatales que con frecuencia influyen tanto en el inicio del parto pre término como en la supervivencia y desarrollo de los recién nacidos. Cabe resaltar que las complicaciones en los recién nacidos más frecuentes encontradas en nuestro estudio fueron el Síndrome de dificultad respiratoria por distres respiratorio y la enfermedad de la membrana hialina por infección de inicio precoz y presuntivo.

Cuadro No. IV. Distribución de pacientes según administración de tocoliticos

Tocoliticos	No.	%
Nifedipidimo	**208**	**99**
Sulfato de Magnesio	7	3.3
Fenoterol	5	2.3
Total	210	100

Fuente: Encuesta

Una revisión de la literatura sugiere que la tocolisis con beta-adrenérgicos es efectiva en detener el parto pretérmino por un período de 24 a 48 horas. 24 Ningún estudio ha demostrado un efecto beneficioso significativo sobre la morbimortalidad prenatal, la prolongación del embarazo o el peso al nacer.

La terapéutica mantenida con estos medicamentos lleva a una resistencia del efecto tocolítico. La administración de los beta-adrenérgicos deberá limitarse a un período de 24 a 48 horas, con el propósito de administrar los corticoesteroides antes de las 35 semanas de gestación.

Principios a cumplimentar en su uso:
- ✓ Los tocoliticos no deben causar efectos secundarios graves
- ✓ Detener el parto el tiempo suficiente para usar los glucocorticoides.

Los agentes farmacológicos usados para inhibir las contracciones actúan:
- ✓ Afectando la concentración de calcio intracelular en el miometrio.
- ✓ Promoviendo la extracción de calcio de la célula.
- ✓ Despolarizando el calcio (el sulfato de magnesio).

✓ Bloqueando la entrada de calcio en las células limitando la disponibilidad de Ca++ libre a las proteínas contráctiles de las células musculares lisas.

✓ Inhibiendo la síntesis de prostaglandinas.

✓ Beta-agonistas, que se combinan con los receptores de la membrana celular y activan la adenilciclasa. La acumulación de AMP dentro de las células impide la fosforilación de la quinasa de miosina de cadena ligera lo que resulta en la prevención de la interacción de la actina con la miosina.

En el cuadro número cuatro se observa que de las 210 pacientes tuvieron tratamiento con tocolítico con una efectividad de un 96,2 %, el más usado fue el Nifedipidimo en 208 casos para un 99%, seguido del Sulfato de Magnesio en 7 casos para un 3.3%, y luego el Fenoterol en 5 casos para un 2.3%. Cabe señalar que solo en 13 casos hubo reacción adversa al Nifedipidimo para un 65%, los principales síntomas fueron la cefalea, enrojecimiento facial e hipotensión arterial, solo tuvimos 1 paciente con reacción al Sulfato de magnesio, lo que representó un 0.5% y no hubo reacción con la administración del fenoterol.

Cuadro No. V. Distribución de pacientes según enfermedades asociadas

Enfermedades asociadas	No.	%
Anemia	196	93
Infecciones cérvico vaginales	181	86
Rotura prematura de las membranas	58	28
Trastornos hipertensivos	51	24
Infecciones urinarias	29	14
Placenta Previa	23	11
Coriamnionitis	4	1,9
Incompetencia cervical	3	1,4
Hematoma retroplacentario	2	0,9
Otros	5	2.4

Fuente: Encuesta

La profilaxis del parto pre término no es fácil, dado el desconocimiento de muchos de los factores que están relacionados con ella, así como de las causas que desencadenan el parto. Sin embargo, la profilaxis del parto pre término constituye una necesidad, no sólo por la alta mortalidad hallada en el pre término, sino también por las secuelas a largo plazo encontradas en estudios de seguimiento realizados en éstos.

Las complicaciones maternas durante el embarazo han disminuido drásticamente en los últimos años. Mejores cuidados prenatales favorecen el crecimiento y desarrollo normal del niño, sobre todo cuando la madre es saludable o cuando se eliminan deficiencias maternas, corrigiendo aquellas susceptibles de tratamiento.

En nuestro estudio encontramos que de 210 pacientes estudiadas, 196 de ellas presentó anemia, para un 93%, el 86% de ellas tenía instalada una infección vaginal, y 58 de estas pacientes se le asoció una rotura prematura de las membranas ovulares, para un 28%. Ratten y Beischer,[38] en Australia, notaron que la incidencia de nacimientos antes de las 37 semanas era mayor en gestantes con hemoglobina inferior a 9,2 g/L.

Según Dana, del New York Laying-in Hospital, el parto pretérmino suele manifestarse por ruptura de las membranas antes de su comienzo, encontrando una incidencia de 20,2% de rotura prematura de las membranas y parto pretérmino, opinando que no es posible decir a ciencia cierta si en tales casos las fuerzas que participan en el parto, como son una mayor contractilidad uterina con borramiento del cuello, entraron en acción de suerte que la RPM es consecuencia de estos fenómenos o si es factor causal primario.[38]

Gunn, en una revisión sobre rotura prematura de membranas, encuentra en la literatura una frecuencia de un 9% a un 40% asociada al parto pretérmino.[38] Oliva, en un estudio de 500 partos pretérmino, en 1969, en el Hospital "Eusebio Hernández", encuentra la RPM asociada al parto pretérmino en un 21,6%.[39]

Lundy, en su estudio, señala que las cifras de parto pretérmino alcanzan de 13% a 16% lo cual es debido, primariamente, a RPM.[38]

Baird encontró que los nacimientos pretérmino ocurren más frecuentemente entre mujeres de condiciones socioeconómicas bajas y que estas mujeres tienen una estatura, en general, inferior, postulando que la inadecuada nutrición repetida en generaciones sucesivas puede ser un factor influyente. Sin embargo, Thompson, revisando los datos de Aberdeen, encuentra que de esos recién nacidos de bajo peso, algunos tuvieron una edad gestacional superior a 37 semanas, sugiriendo que tanto los factores genéticos como los nutricionales están relacionados entre sí, lo que está sostenido por estudios realizados en varios estudios étnicos en sus países respectivos y en estos mismos grupos étnicos en los países a los que han emigrado.[38]

Cabe resaltar además que solo 17 tenían antecedentes de partos pre términos espontáneos previos, para un 8%, la gran mayoría tenía hábitos tóxicos, 181 para un 86% y además condiciones socioeconómicas regulares 161, para un 77%. El consumo de cigarrillos en la gestante ha sido estudiado en relación con el parto pre término; su acción ha sido demostrada de modo evidente en cuanto a la distrofia prenatal, aunque no se ha puesto de manifiesto su relación de nacimientos antes del término, o sea, que sólo como consecuencia de la definición ponderal tiene relaciones con el parto pre término.

En los últimos años, una serie de cuidadosas investigaciones han señalado que los factores etiológicos que preceden al embarazo adquieren una gran importancia. Ellos pueden actuar por sí mismos o interviniendo en la presencia o eficiencia de los factores que se instauran durante el embarazo, estando todos ellos relacionados con el estado socioeconómico de la gestante. Cosgrove señala que los nacimientos pre término son más frecuentes en mujeres con bajo nivel socioeconómico, donde la higiene, la dieta y las condiciones culturales suelen estar por debajo de los estándares normales.[40]

En los últimos años, una serie de cuidadosas investigaciones han señalado que los factores etiológicos que preceden al embarazo adquieren una gran importancia. Ellos pueden actuar por sí mismos o interviniendo en la presencia o eficiencia de los factores que se instauran durante el embarazo, estando todos ellos relacionados con el estado socioeconómico de la gestante.

Cosgrove señala que los nacimientos pre término son más frecuentes en mujeres con bajo nivel socioeconómico, donde la higiene, la dieta y las condiciones culturales suelen estar por debajo de los estándares normales.[40]

Los esfuerzos por prevenir el parto pretérmino tienen como objeto anticipar o detectar los factores de riesgo y tratarlos según sea pertinente. Las intervenciones para prevenir el inicio del parto en mujeres que corren el riesgo no son efectivas en la mayor parte del tiempo. El buen asesoramiento en la dieta y el aliciente para reducir y eliminar el tabaquismo son intervenciones adecuadas para las embarazadas en general, pero pueden ser en particular útiles para la mujer que corre el riesgo de un parto pre término.

El reposo en cama resulta benéfico para prevenirlo, algunos investigadores sospechan que la infección bacteriana del conducto genital inferior contribuye al inicio de este problema y por ello la prevención de infecciones puede ser de ayuda para evitarlo. También se sugiere que evitar el coito puede ser una medida preventiva, tanto para reducir el riesgo de infección, como por el hecho de que las prostaglandinas en el líquido seminal estimulen las contracciones uterinas.[41]

Cuadro No. VI. Distribución de pacientes según aplicación del PAE y evaluación de las acciones independientes.

| Aplicación del | Evaluación de las acciones de Enfermería | | | |
| | SI | | NO | |
PAE	No.	%	No.	%
SI	1	0,5	141	67
NO	209	99.5	69	33
Total	210	100	124	100

Fuente: Historia clínica

Al realizar el análisis de la tabla seis en cuanto la aplicación del PAE y evaluación de las acciones de enfermería, pudimos apreciar que a las gestante con esta patología en los servicios de Cuidados Maternos Perinatales, no se aplicaba el Método Cubano de Registro Clínico del Proceso de Atención de Enfermería, con la aplicación de sus tres etapas, solo se le realizó a una paciente reportada de grave con este diagnóstico lo que representó el 0.5% de los casos estudiados, sin embargo solo se realizaba plan de acciones independientes con el objetivo de satisfacer las necesidades afectadas del paciente, de forma orientadora, psicológica de apoyo y evaluadoras y esto solo se logra con la implementación del PAE.

La calidad de los servicios de enfermería depende de muchos factores y está discretamente vinculada con la competencia y desempeño del equipo de salud que brinda asistencia y de los resultados alcanzados por éste en la mejoría del estado de salud de la población. Brindar cuidados seguros responde a un modo de actuación profesional, elemento esencial en la cultura de calidad que se estampa en los servicios de salud. La seguridad del paciente implica responsabilidad legal y moral en el ejercicio, práctica de la profesión de forma competente y segura (sin negligencia y mala praxis), así como la autodeterminación y autorregulación.[13]

Eso implica valorar adecuadamente a las personas que pretenden ejercer la profesión y para ello, se debe seleccionar a los candidatos adecuados, ya que una actividad, que pretende lograr el status profesional, no puede permitirse que sea considerada como refugio para aquellos que no tienen vocación, capacidades y aptitudes. El impetuoso desarrollo del sistema de salud exige recursos humanos cada vez mejores, preparados desde el punto de vista técnico, profesional y humano, que puedan enfrentar los desafíos del desarrollo científico-técnico.[13]

Es de vital importancia el papel que juega el personal de enfermería en estos servicios, ya que con su dedicación, consagración y alto sentido de humanismo contribuye de forma directa en la recuperación de las pacientes que reciben tratamiento de urgencia.

La confianza y cariño que siente la población por las enfermeras, es el fruto de su dedicación, alto nivel científico-técnico y alta sensibilidad humana que son estímulos alcanzados por los resultados en su quehacer diario y el afán de elevar su preparación individual.

CONCLUSIONES

Existen múltiples factores que inciden en la aparición de la amenaza de parto pre término, hecho este que incide en los resultados del programa de atención materno infantil. Las intervenciones de enfermería sustentadas en la base del método científico contribuirán a mejorar las condiciones para el parto, obteniéndose un recién nacido con buen peso, sano y sin complicaciones.

RECOMENDACIONES

✓ Generalizar la propuesta de la aplicación del protocolo de atención en la amenaza de parto pre término por el personal de enfermería, como herramienta de trabajo en la atención secundaria de salud, especialmente en hospitales ginecobstétricos.

✓ Evaluar la calidad de la atención de enfermería en pacientes con amenaza de parto pre término, una vez aplicado el instrumento propuesto.

REFERENCIAS BIBLIOGRÁFICAS

1. Villar J, Ezcurra EJ, Gurtner de la Fuente V, Campodónico L. Pre-term delivery syndrome: the unmet need. Research & Clinical Forums 2004; 16: 9–33.

2. Keirse MJNC. New perspectives for the effective treatment of preterm labor. Am J Obstet Gynecol 2005; 173

3. Rogowski JA. The economics of preterm delivery. Prenat Neonat Med 2008; 16–20.

4. American College of obstetrician and gynecologist. Management of preterm labor. Washington. DC. American College obstetrician and gynecologist. 2003.

5. Bettegowda, V.R., et al. The relationship between cesarean delivery and gestational age among U.S. Singleton Births. Clinics in Perinatology, volumen 35, 2008, págs. 309-323

6. Anuario Estadístico de Salud. Dirección Nacional de Registros Médicos y Estadísticos de Salud. 2007.

7. Ministerio de Salud Pública. Programa de reducción de la mortalidad infantil. La Habana. ECIMED; 2000, 36.

8. Savitz D, Blackmore C, Thorp J. Epidemiologic characteristics of preterm delivery etiologic heterogeneity. Am J Obstet Gynecol. 2007; 164: 467-471.

9. Dirección Nacional de Docencia Médica. Material de apoyo a los programas de Enfermería Obstétrica. Tomo II. Editorial Pueblo y Educación. La Habana 1986. 248 – 51.

10. Seguridad del paciente. La enfermera importa. Comunicado de prensa 29 de abril 2002 [citado: 12 enero 2006]. Disponible en: http://www.icn.ch/matters_ptsafetysp.htm

11. La enfermería en el control de la calidad. ACAMI. 2005 [citado: 5 febrero 2006]. Disponible en: http://www.acami.org.ar/revista/calidad.htm

12. Ortega C, Suárez M. Manual de evaluación del servicio de calidad en enfermería. Estrategias para su aplicación. México, DF: Editorial Médica Panamericana; 2006.

13. . Benavent MA, et al. Fundamentos de enfermería. España: DAE. Grupo Paradigma. Enfermería 21; 2000 [citado: 27 enero 2006]. Disponible en: https://www.enfermeria21.com

14. Guilles DA. Gestión de enfermería. Una aproximación a los sistemas. Barcelona: Masón-Salvat; 2004.

15. Iyer P. Proceso de enfermería y diagnósticos en enfermería. Madrid: Harcourt; 1997.

16. Registro de estadísticas de Salud Pública. Hospital Materno Norte. 2010.

17. Martin, J.A. et al. Births: Final Data for 2006. National Vital Statistics Reports, volumen 57, número 7, 7 de enero de 2008.

18. Calderón G, Vega M. et al .Factores de riesgo materno asociados al pretérmino. Rev. Med. IMSS. 2005, 43.

19. American College of Obstetricians and Gynecologists (ACOG). Cesarean Delivery on Maternal Request. ACOG Committee Opinion, número 394, diciembre de 2007.

20. Guías de Prácticas Clínicas. Diagnóstico y Manejo del Partoretérmino. Colegio Mexicano de Especialistas en Ginecología y Obstetricia. 2008. 129-149.

21. Engle, W.A. y Committee on Fetus and Newborn. Surfactant-Replacement Therapy for Respiratory Distress in the Preterm and Term Neonate. Pediatrics, volumen 121, número 2, febrero de 2008, 419-428.

22. Guías para atención al paciente con amenaza de parto pretérmino. 2007. Compañía Suramericana de Servicios de Salud.

23. Dirección Nacional de Docencia Médica. Material de apoyo a los programas de Enfermería Obstétrica. Tomo II. Editorial Pueblo y Educación. La Habana 1986. 248 – 51.

24. Colectivo de autores. Manual de diagnósticos y tratamiento de Obstetricia y Perinatología. La Habana: Editorial Ciencias Médicas; 2005: 1 -365.

25. Consenso Nacional de Perinatología. 2010

26. Althuisius SM, Dekker GA, Hummel, Van Geyn. Cervical incompetence prevention randomized cerclaje trial, emergency cerclaje with bed res tus bed rest alone. Am I obstet Gynecol. 2003, 18.

27. Takai N, Nishida M, Urata K, Yuge A. Successful cerclage in two patients with advance cervical dilation in the second trimester. Arch Gynecol Obstet. 2003, 268.

28. Noelia SI. Enfermería Ginecobstetra. La Habana. 2009, 419.

29. Medina Z. Acciones independientes de enfermería. Editorial Ciencias Médicas, La Habana. 2008. 131–136.

30. NANDA. Diagnósticos de Enfermería de la NANDA Disponible en: http://www.terra.es/personal/duenas/diagnos.htm

31. NOC. Diagnóstico de enfermería. https://www.aibarra.org/Apuntes/Fundamentos/Diagnostico%20de%20Enfermeria.doc

32. Libros Sanitarios. Diagnóstico de enfermeros. www.librossanitarios.com/detalle.asp?ISBN=844581407-9&codcat=28

33. Limperopoulos, C., et al. Positive Screening for Autism in Ex-Preterm Infants: Prevalence and Risk Factors. Pediatrics, volume 212, number 4, April de 2008, 758-765.

34. Caballero González J E, Cruz R. La edad materna y su influencia en algunos trastornos perinatales. Rev Cubana Obstet y Ginecol.1997; 16(1): 22-8.

35. Puffer RC. El peso al nacer, la edad materna y el orden del nacimiento. Tres importantes determinantes en la mortalidad infantil. OPS. Publicación Científica #298. Washington DC, 2000,94-7.

36. Faundes A. Estudio de diversas formas de evaluación del peso materno como indicadores del peso del recién nacido. Rev Cubana Obstet Ginecol 2008; 18 (1):25 – 38.

37. Rey, Martínez H. Rational management of the premature infant [Manejo racional del niño prematuro]. I Curso de medicina fetal y neonatal. Bogotá, Colombia. 2003:137-51.

38. Reeder Sh I Martin LL, Koniak D. Cuidados inmediatos del recién nacido. En: Enfermería materno infantil 17 ma edición. México, Editorial Interamericana, SA, 1992. 575-594. [biblioteca virtual en línea] Disponible en: http://www.hirv.Mc.master.ca/org

39. Legault M, Goulet C. Comparison of kangaroo and traditional methods of removing preterm infants from incubators. J Obstet Gynecol Neonatal Nurs 2005; 24: 501 - 6

40. Honein, M.A., et al. The association between major birth defects and preterm birth. Maternal and Child Health Journal, publicado en línea el 17 de mayo de 2008. Disponible en: https://:dx/doi/org/10.1007.s10995-0080348-y

41. Álvarez Fumero A. Repercusión de los factores de riesgo en el bajo peso al nacer. Rev. Resumen 2001; 14 (13):115-21.

ANEXOS

Anexo No. 1 Consentimiento informado de pacientes.

Yo: _________________________________ he conocido y estoy de acuerdo en participar en la investigación relacionada con procedimientos que la enfermera me realizará para mejorar mi salud, la misma no me provocará daños ni prejuicios físicos ni social y puedo abandonar el estudio cuando lo desee.

Firma: ___________________

Anexo No. 2 Planilla de recolección de datos.

No. __________ Historia Clínica _________

1. Fecha de ingreso _________

2. Edad.

  ✓ Menor de 18 años_________

  ✓ 19-35 años_________

  ✓ Mayor de 35 años _________

3. Paridad

  ✓ Primípara________

  ✓ Multípara________

4. Ocupación de la madre

  ✓ Ama de casa_________

  ✓ Trabajadora_________

  ✓ Estudiante________

5. Estado civil

  ✓ Soltera_________

  ✓ Casada________

6. Edad gestacional

  ✓ Entre 27 y 34 semanas_________

  ✓ Entre 34,1 y 36,6 semanas________

7. Peso del recién nacido

  ✓ Menos de 2500 gramos_________

  ✓ Mayor de 2500 gramos________

8. Enfermedades asociadas al embarazo

  ✓ Anemias ________

  ✓ Infecciones cérvico vaginales________

  ✓ Infecciones urinarias________

- ✓ Enfermedad hipertensivas_________
- ✓ Incompetencia cervical_________
- ✓ Hematoma retroplacentario_________
- ✓ Coriamnionitis_________
- ✓ Rotura prematura de las membranas_________

9. Antecedentes obstétricos

- ✓ Primiparidad precoz_________
- ✓ Parto pretérmino espontáneos anteriores_________
- ✓ Abortos inducidos previos_________
- ✓ Abortos espontáneos previos en el segundo semestre _________
- ✓ Embarazo gemelar_________
- ✓ Baja talla_________
- ✓ Malas condiciones socioeconómicas_________
- ✓ Hábitos tóxicos_________
- ✓ Períodos intergenésicos cortos_________
- ✓ Otros_________

10. ¿Tuvo alguna reacción adversa al medicamento aplicado?

- ✓ Si_________
- ✓ No _________
- ✓ Cuál

____